Maria M. Kettenring

Raumdüfte

Impressum

© 1995 by Joy Verlag GmbH, Sulzberg
2. Auflage
Gesamtgestaltung: Kuhn Grafik und Buchdesign, Zürich
Abbildung der Duftlampe auf der Titelseite, mit freundlicher Genehmigung
der Fa. Primavera Light, Sulzberg
Druck: Wilhelm Uhl, Grönenbach
Bindung: Franz Kraus, Kempten

3-928554-11-5

Maria M. Kettenring

RAUMDÜFTE

Mit wohltuenden Düften leben
und arbeiten

Joy Verlag

DEN FREUNDEN UND LIEBHABERN
DER AROMAKULTUR GEWIDMET

*Erhalten Sie sich
Ihre Lebendigkeit,
Ihre Heiligkeit,
Ihre Ausstrahlung,
Ihre bewegende Kraft,
Ihren Elan,
Ihre Ausgelassenheit.
Lassen Sie die Wolken
der Alltäglichkeit
nicht die Sonne
des Außergewöhnlichen
verdunkeln!*

Günter F. Gross

INHALTSVERZEICHNIS

DUFT-OUVERTÜRE

*«Von unseren fünf Sinnen ist
der Geruchssinn sicher derjenige,
der den besten Eindruck von der
Unsterblichkeit vermittelt.»*

Salvador Dali

In einer Zeit des Umbruchs und der Neuorientierung, in der
alte Werte im alltäglichen Leben wieder eine wichtige Rolle
einnehmen, verdeutlichen Trends, wie die »neue Besinnlich-
keit« der 90er Jahre, daß sich auf lange Sicht nur Essentielles
hält. Neue Ideen entstehen, das Bewußtsein für die Umwelt er-
wacht, und die Besinnung auf das Natürliche, Ursprüngliche
tritt wieder in den Vordergrund. Die Hinwendung zu einem
unserer ältesten und elementarsten aller Sinne, dem Riechsinn,
der uns mit unsichtbarer Hand durch unser Leben leitet, ist
daher nicht verwunderlich und wird mit großem wissenschaft-
lichem Eifer erforscht.

Die Forschungsergebnisse der letzten Jahre* geben dem
Geruchssinn eine große Bedeutung für das nächste Jahrtausend. Es ist nur noch eine Frage der Zeit, bis die Aroma- und
Duftkultur Teil unserer täglichen Umweltgestaltung sein wird.
Grobe und künstlich erzeugte »Geruchshämmer« verschwinden
immer mehr zugunsten natürlicher Düfte, die mit anregender,
frischer und harmonischer Ausstrahlung auch bald in öffentlichen Gebäuden das Klima prägen werden. Das Image moderner Unternehmen wird vielleicht sogar neben dem Firmenlogo
eine Komposition aus reinen ätherischen Ölen, ein Duftmar-
kenzeichen (sogenannte Duft-CIs, Corporate Identities) tragen.

* *Ich beziehe mich auf die Forschungsergebnisse von R. Tisserand, vorgestellt
an Kongressen seit 1990, in Bonn 1994 und am 1. Deutschen Symposium
»Dialog mit Düften« von FORUM ESSENZIA in München 1996.*

In Amerika und Japan sind in Betrieben und öffentlichen Einrichtungen bereits Duftpsychologen eingesetzt.

Im Bereich unserer »vier Wände« hat in den letzten Jahren ein Umdenkungsprozeß stattgefunden: Die Wohnung ist im Bewußtsein des Menschen mehr und mehr zu seiner »dritten Haut« geworden, die er für sein Lebensgefühl kultiviert. »My home is my castle« wird stärker denn je zur Identifikation. Naturdüfte schaffen hier Atmosphäre und unterstreichen dieses neue Wohngefühl.

«Raumdüfte» lieber Leser, soll für Sie ein kleiner Ratgeber sein, um sich eine angenehme Wohn- und Arbeitsatmosphäre zu schaffen. Tips und Rezepturen zur positiven Veränderung des Raumklimas, sei es im Schlaf- und Wohnzimmer, im Büro oder in Seminar- und Konferenzräumen, sollen Sie inspirieren, selber forschend in die faszinierende Welt der Naturdüfte einzutauchen.

Viele Wohnräume, Praxen und öffentliche Büros sind mittlerweile schon »duftfein« ausgestattet. Mit Duftlampen, Duftdesignerleuchten, Aromastreamern und Duftsteinen kann man ganz nach individuellem Empfinden die unterschiedlichsten Stimmungen schaffen: Lemongrass, Zitrone und Jasmin vertreiben die Müdigkeit, Rose und Lavendel entspannen und beruhigen, Ylang-Ylang, Muskatellersalbei und Sandelholz lassen die Erotik knistern. Eingeleitet wurde dieser Prozeß von der in Frankreich und Italien in den 20er und 30er Jahren entwickelten Aromatherapie. Bei uns hat sie erst Mitte der 80er Jahre an Bedeutung gewonnen. Anfänglich beschränkte sie sich auf eine Reihe interessierter Laien. Nach und nach entdeckten Ärzte, Heilpraktiker und in anderen Heilberufen Tätige die Aromatherapie. Als Teil der Pflanzenheilkunde erfreut sie sich großer Beliebtheit, für den psychischen Bereich ist sie auch unter dem Namen Psycho-Aromatherapie bekannt. Dieser Teil der Volksheilkunde moderner Prägung belebte wieder die Aromapflege und die Aromakultur alter Tradition.

Leider reduziert sich der Umgang mit Gerüchen zu häufig auf synthetisierte Parfüms und Deos; die Geruchskultur der Mitteleuropäer ist mehr von der »Geruchshygiene« geprägt.

Synthetische Potpourris in Schalen, Geruchskerzen oder Toiletten-Deosteine zum Übertünchen übler Gerüche – die »Overkillvarianten« sind Ausdruck dieser Idee. Es wird Teil unserer Kulturarbeit sein, Naturdüfte als innovative Gestaltungselemente für unsere privaten und öffentlichen Lebensräume zu erkennen und sie entsprechend zu nutzen. Ein großes Lernfeld der Aromakultur tut sich hier auf.

Die Besinnung auf jahrtausendealte Kostbarkeiten aus dem Pflanzenreich, den reinen Naturdüften, ist in unserer Zeit der Mikrochips, Telekommunikation, Gentechnik und Weltraumfahrt besonders hilfreich. Die Alchimisten nannten die ätherischen Öle die »Seele der Pflanzen«, die moderne Wissenschaft hebt mehr ihren hormonähnlichen Aufbau hervor. Ihre höchst wirksamen Eigenschaften haben sich die Aroma- und Osmotherapie (Therapie des Riechens) bereits zunutze gemacht. **Ätherische Öle regen die Selbstheilungskräfte des Menschen an,** schaffen eine Atmosphäre, die heiter stimmt, anregt, beruhigt, weckt oder erotisiert. Naturdüfte vermitteln uns den Zauber des Augenblicks und sind wunderschöne Duftgeschenke der Natur, die zugleich wohltuende Anregung und ideale Helfer gegen Hektik und Streß sind.

Wer sich mit seiner eigenen Nase von der Wirkung ätherischer Öle überzeugt hat, taucht sicher tiefer in die Geheimnisse der Aromakultur und Aromatherapie ein.

«Es gibt eine Überzeugungskraft des Duftes,
die stärker ist als Worte, Augenschein,
Gefühl und Wille...
Sie erfüllt uns, füllt uns vollkommen aus,
es gibt kein Mittel gegen sie.»

Patrick Süskind, »Das Parfum«

1

DUFTKULTUREN –
ALTE WERTE NEU ENTDECKT

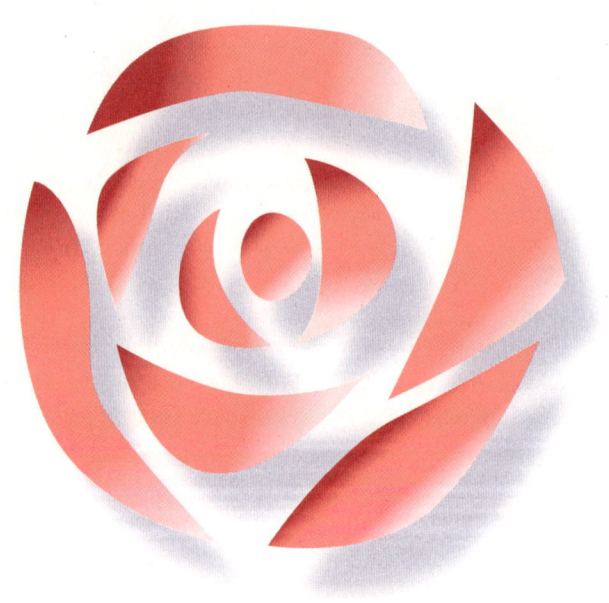

«Kein Tag ist glücklich ohne Wohlgeruch.«

Altägyptischer Spruch

Die Anwendung von Wohlgerüchen ist so alt wie die Menschheit selbst und spielt eine ausgesprochen angenehme Rolle im gesellschaftlichen Leben. Unsere Geschichte zeugt von einer jahrtausendealten Überlieferung verschiedenster Aroma- und Duftkulturen, deren Erben wir sind. Verwoben in Sagen, Mythen und Symbole, über Jahrtausende mündlich überliefert, prägten sie eine blühende Duftsprache. Erste Aufzeichnungen liegen weit mehr als 5000 Jahre zurück.

Für die in der Urzeit lebenden Menschen mußten Düfte wie eine Fata Morgana gewesen sein – unsichtbar, nur für einen flüchtigen Moment sinnlich erfaßbar. Brandgerüche signalisierten Gefahr – wohingegen Gerüche eines Räucherwerks als angenehm empfunden wurden. Feuermachen gelang mit Hilfe »göttlicher Fügung«, den aufsteigenden Rauch spendete man den Göttern zum Dank für ihre Gunst. Eingehüllt in Wohlgeruch, war man sich des göttlichen Schutzes gewiß. Interessant ist, daß noch heute das Wort Parfüm auf seinen lateinischen Ursprung hindeutet: per fumare, »aus dem Rauch«.

Einer der alten Menschheitsträume war es, den Geist der Pflanze, ihren »göttlichen Atem«, einzufangen, um dieses Lebenselexier jederzeit verfügbar zu haben. Dafür eignete sich eine der ältesten Gewinnungsmethoden, die Mazeration. Abgeleitet vom lateinischen Wort macere, einweichen, wurden Blüten, Blätter und Stengel in erhitzten oder kalten Ölen »eingeweicht«. Diese sogenannten infundierten Öle setzte man für religiöse Zwecke, medizinische Behandlungen, aromatische Schönheitspflege und Raumbeduftung ein. Die Entdeckung der ätherischen Öle ist eine Geschichte der Begegnung mit den asiatischen Kulturen, die bereits vor 7000 Jahren hochwertige Pflanzenessenzen herstellten.

Indische Duftkultur – Ex oriente lux

«Ex oriente lux», aus dem Osten kommt das Licht, und nicht nur dieses! Die Duftkultur Indiens ist stark von der Tradition der Veda geprägt, die maßgeblich zur Entwicklung der Ayurvedischen Medizin beitrug, der Wissenschaft vom langen Leben und deren Ethik. Sie kann auf eine 10.000 Jahre alte Überlieferung zurückblicken. In diesem Kulturkreis genießen die Naturdüfte aus getrockneten Harzen, Pflanzenmazeraten, Räucherwerk und nicht zuletzt die hochwertigen ätherischen Öle große Achtung sowohl in der Medizin als auch bei Naturparfüms.

Die Tradition der indischen Parfümherstellung läßt sich 5000 Jahre zurückverfolgen. Praktiziert wurde damals eine primitive Form der Destillation: Die Trennung von Wasser und ätherischem Öl vollzog sich in einem der Osmose ähnlichen Prinzip. Das Öl-Wasser-Gemisch wurde zur vollständigen Entwässerung in eine Lederflasche gegossen, wobei das Wasser durch die Poren wanderte und das ätherische Öl zurückließ. Paolo Rovesti, ein bekannter italienischer Osmotherapeut, entdeckte im Museum von Taxila in Pakistan ein einfaches Destilliergerät aus Terrakotta, das schon 3000 v. Chr. verwendet wurde. In dieser Zeit spielten die Rosenpflanzungen im Industal in Indien eine große Rolle:

«Wer hat nicht Kunde von Kashmirs Tal,
dessen Rosen an Schönheit alle besiegen?
Seinen Tempeln, Grotten und Brunnen so klar,
wie die liebenden Augen, die darin sich spiegeln.»

Indien-Hymnus

Der Legende nach entdeckte Nur Jehan Begum (Licht der Welt), die Lieblingsfrau des Sultans Jehangir, auf dem mit Rosen bedeckten Fluß, der sich durch ihren Garten in Shalimar dahinzog, einen winzigen Ölfleck der nach Rose duftete. Ihre

Dienerinnen fingen den Ölfleck – ein Rosenöl auf, das süßeste und stärkste aller bis dahin bekannten Parfüms.

600 v. Chr. beschrieb der Arzt und Weise Sushruta in seinem Grundlagenwerk der indischen Medizin die Destillation von Rosen-, Citronell- und Calmusöl. Auch aus Sandelholz, Vetiver, Kampfer und Safran wurden entsprechende Duftwässer gewonnen. Sushrutas Kompendium der Medizin dokumentierte auf Birkenrinde notiert 700 Heilpflanzen und gab Einblick in die Heilmethode zu Buddhas Lebzeiten.

Duftkultur im Reich der Mitte

Die Chinesen schenkten den Duftstoffen große Aufmerksamkeit. Vermutlich aromatisierten sie ihre Weine und Speisen schon vor über 7000 Jahren. Der konservierende und zugleich aphrodisierende Aspekt von Rose und Myrte blieb nicht lange verborgen und verlieh den ätherischen Ölen den besonderen Ruf, Lebenselexiere zu sein.

Das schon vor 2500 Jahren bekannte »Nei-Jing«, eine der ältesten medizinischen Schriften der Welt, gilt als der Klassiker unter der Kräuterheilkunde. Die stimulierenden und lebensverlängernden Wirkungen der Pflanzen und ätherischen Ölen gehörten zum gesunden Wohlbefinden, wobei die Grenzen zwischen Sinnesanregung, heilender Wirkung und religiöser Anwendung fließend wurden.

Unentbehrlich in den Tempeln der Taoisten, Buddhisten und Konfuzianer war Räucherwerk, das in kunstvoll geformten Gefäßen verbrannt wurde. Eines der bekanntesten Beispiele aus Bronze ist der Weihrauchofen der »Sieben Juwelen«, der 1000 Jahre v. Chr. als eine wichtige Erfindung zur Kultivierung des Räucherwerks galt. Die Weihrauchgefäße gewannen immer mehr an Bedeutung und wurden in Ihrer Ausstattung immer aufwendiger – Dekor und Materialien aus Bernstein, Edelsteinen, Korallen und Perlen waren keine Seltenheit.

Herrliche Gerüche waren immer als Nahrung für Seele und Geist gedacht, ihr reinigender, erhebender Charakter stand jedoch im Vordergrund. Zugleich drückten sie den Respekt

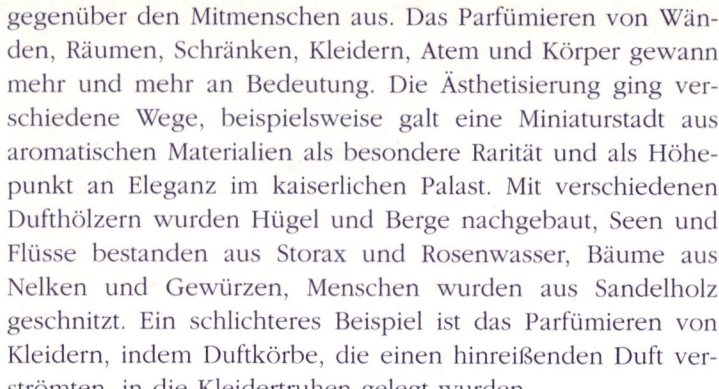

gegenüber den Mitmenschen aus. Das Parfümieren von Wänden, Räumen, Schränken, Kleidern, Atem und Körper gewann
mehr und mehr an Bedeutung. Die Ästhetisierung ging verschiedene Wege, beispielsweise galt eine Miniaturstadt aus
aromatischen Materialien als besondere Rarität und als Höhe-
punkt an Eleganz im kaiserlichen Palast. Mit verschiedenen
Dufthölzern wurden Hügel und Berge nachgebaut, Seen und
Flüsse bestanden aus Storax und Rosenwasser, Bäume aus
Nelken und Gewürzen, Menschen wurden aus Sandelholz
geschnitzt. Ein schlichteres Beispiel ist das Parfümieren von
Kleidern, indem Duftkörbe, die einen hinreißenden Duft ver-
strömten, in die Kleidertruhen gelegt wurden.

Mit ihrem Sinn für Wohlgeruch ist den Chinesen bis heute
die Liebe zu den Duftstoffen erhalten geblieben. Hongkong,
dessen Hafen einer der wichtigsten Handels-Umschlagplätze
für China und Ostasien ist, wird noch von einer lebendigen
Duftkultur geprägt, und sinnigerweise heißt der Name wörtlich
übersetzt »Dufthafen«.

Japan und die Kunst des Duft-Hörens

Die japanische Dufttradition hat der chinesischen Kultur
viel zu verdanken, ging jedoch eigene Wege der Ästhetisierung. Diese hat sich bis in die Gegenwart lebendig erhalten,
sowohl in der Shinto-, als auch in der Zentradition. Ikebana,
die Kunst des Blumensteckens, Tee-Zeremonien oder kunst-
volle Gartenanlagen sind Ausdruck dieser feinsinnigen Le-
bensweise, ebenso wie die außergewöhnlich zarte und nuan-
cenreiche Duftkultur. Die Japaner legten schon immer größten
Wert auf beste Qualität der Wohnraumbeduftung und die
verfeinerte Beduftung von Schränken und Kleidung. Im 14.
Jahrhundert wurde die Weihrauch-Zeremonie »kodo« eingeführt. Das sogenannte »Duft-Hören«, das Herumreichen von
zehn Sorten unterschiedlichen Räucherwerks, das genau in der
Reihenfolge »herausgehört« bzw. erschnuppert werden mußte,
erforderte höchste Konzentration. Im Laufe der Zeit avancierte
»kodo« zu einem beliebten Gesellschaftsspiel.

Mesopotamien und Ägypten – Herzen der Duftkulturen

Im »Garten Eden« Mesopotamien, das zwischen Euphrat und Tigris lag, sollen sich alle aromatischen Pflanzen versammelt haben. In dem Zweistromland entstand auch das Gilgamesch-Epos, das älteste Menschheitsepos (1500 v. Chr.) und bedeutendste Werk der alten mesopotamischen Welt. Utnapischti bedankte sich der Sage nach bei den Göttern mit dem Verbrennen von Zedernholz und Myrrhe für die Rettung aus der Sintflut. Keilschriften aus dieser Zeit belegen die Verwendung von Kalmuswurzeln, Myrrhe, Myrte, Zedern und Zypressenholz. Die hohe Kunst der Bewässerungsanlagen unterstützte den variantenreichen Anbau aromatischer Pflanzen.

Im Land der Pharaonen entwickelte sich zur selben Zeit eine ausgefallene, vielgepriesene Aromamedizin und Duftkultur. »Kein Tag ist glücklich ohne Wohlgeruch«, dieses Motto stand für Ägyptens jahrtausendealtes »Duftgefühl«. Aromatische Opfergaben waren wie der Gesang, die Musik und der Tanz irdische Nahrung für die Götter. Nur über diese »Duftwelle« konnte mit ihnen kommuniziert werden, eine Aufgabe, die den Pharaonen zukam. Duftstoffe waren auch wesentlicher Bestandteil des ägyptischen Totenkults: Die Mumien sind noch nach Tausenden von Jahren durch die antiseptische Wirkung der ätherischen Öle gut erhalten.

Für die Ägypter waren Wohlgerüche wertvoller als Gold und Silber, enthielten sie doch den Hauch des ewigen Lebens. Im Tempel von Edfu in Oberägypten ist ein Raum zu besichtigen, an dessen Wänden Rezepte zur Herstellung heiliger Salböle aufgemalt sind. Der Brauch, daß die Pharaonen göttliche Inspiration durch die heiligen Salböle erhielten, hat sich selbst in unserer Kultur bis ins ausgehende Mittelalter gehalten: Die Könige erhielten den Segen Gottes durch aromatische Salbung.

Ähnlich wie in Mesopotamien setzte man zur Herstellung parfümierter Öle und Salben die Fettextraktion ein. Für die Gewinnung ätherischer Öle mittels Wasserdampfdestillation wurden zum Beispiel Zedernspäne mit Wasser in ein Gefäß geschichtet, die Öffnung mit einem Wollvlies abgedichtet und das Gefäß erhitzt. Der aufsteigende Wasserdampf enthielt die feinen ätherischen Ölpartikel, die sich im Vlies festsetzten, das anschließend ausgepreßt wurde. Bis in das 3. Jahrhundert n. Chr. war dieses Verfahren bei den alexandrinischen Alchimisten bekannt. Mit der Verbreitung aromatischer Stoffe und der Kenntnis ihrer Herstellung nahm die Aromakultur ihren Weg von Ägypten über Israel, Griechenland, Kreta, Rom und den gesamten Mittelmeerraum in das Abendland. So wird berichtet, daß es in der feinen Athener Gesellschaft beliebt war, Tauben mit dufteten Blütenwässern zu beträufeln, um sie über den geschmückten Festtafeln fliegen zu lassen.

Die Duftspur ins Abendland

In der Zeit vom 10. bis zum 12. Jahrhundert erfuhr das Wissen um die verbesserte Wasserdampfdestillation und Anwendung ätherischer Öle eine bis dahin nicht gekannte Blüte. Der große arabische Gelehrte I'ben Sina (980–1037), der im Abendland unter dem Namen Avicenna bekannt wurde, gilt als Erfinder der Kühlschlange, die bis heute noch in der klassischen Wasserdampfdestillation verwendet wird. Er war wohl einer der ersten, der mit dieser Methode Rosenblüten destillierte. Sowohl das Rosenöl als auch das Rosenwasser verwendete Avicenna zur Behandlung physischer und psychischer Erkrankungen, dessen Werk »Canon medicinae« ein halbes Jahrtausend lang das bedeutendste Lehrbuch der Medizin war, auch in unserem Kulturkreis. Die Kenntnisse Avicennas gingen weit über das rein medizinische Wissen hinaus. Unter seinem Einfluß erblühten die Schule von Salerno in Italien und die Universitäten von Cordoba, Sevilla und Granada in Spanien, die zu Stätten der alchimistischen und hermetischen Kunst wurden. Sie bildeten zugleich die Anfänge der Aromakultur im Abendland.

Von den Kreuzzügen brachten die Ritter ihren feinen Damen ätherische Öle und edle Duftwässerchen aus dem Orient mit und trugen dazu bei, diese Wohlgerüche bekannt zu machen. Die Entdeckung der Destillierkunst beeinflußte aber vor allem die Medizin des Mittelalters, beispielsweise bei der

Bekämpfung von Seuchen, Epidemien und der Pest. Darauf baute auch die Alchimie, deren Grundprinzip war »solve et coagula«, trenne und binde. Der Pflanze wurde ihre »Seele«, ihr individueller Duft entrissen. Diese höchst wirksamen »Lebenselexiere«, wie ätherische Öle in Verbindung mit Alkohol auch genannt wurden, unterstützten die Arbeit der Ärzte, Mönche und Nonnen. Vor allem in den Klöstern und den ersten mittelalterlichen Apotheken wurde die Kunst der Medizin- und Lebenselexierherstellung praktiziert. Berühmte Beispiele sind bis heute noch der Melissengeist der Karmeliternonnen und der Chartreuselikör der Katheusermönche.

Der Straßburger Arzt Hieronymus Brunschwig verfaßte im 16. Jahrhundert »das büch der waren kunst zü distillieren«, in dem er verschiedene ätherische Öle detailliert beschrieb. Paracelsus (1493–1541) war ein weiterer berühmter Arzt, der ätherische Öle zur medizinischen Behandlung einsetzte. Über 100 verschiedene ätherische Öle wurden bereits im 18. Jahrhundert für Hygiene, Medizin, Körper- und Raumkultur verwendet.

«Das Destillieren ist nichts anderes
als das Subtile vom Groben
und das Grobe vom Subtilen zu scheiden,
das Gebrechliche oder Zerstörbare unzerstörbar,
das Materielle unmateriell,
das Leibliche geistig,
das Unschöne schöner zu machen.«

Hieronymus Brunschwig, »das büch die ware kunst zü distillieren«

17

Grasse, die Parfüm-Stadt

In der Renaissance wurde Südfrankreich mit seiner berühmten Parfümstadt Grasse zum Inbegriff traditioneller und moderner Parfümkunst. Der Handel mit Duftstoffen aus aller Welt blühte auf, der bis zu dieser Zeit noch vom Handelsmonopol Venedigs und Genuas mit dem Orient bestimmt war. Das günstige Klima Südfrankreichs verhalf Grasse sehr bald zum Ausbau der unterschiedlichsten Handwerke und Industriezweige rund um das Parfüm. Auch heute noch ist Grasse, die verträumte, mittelalterlich anmutende Parfüm-Metropole am Fuße der französischen Seealpen, tief in der Dufttradition verwurzelt. Es lohnt sich, das dort weltweit einzige Parfümmuseum mit angrenzendem Museumsgarten zu besuchen. Exponate aus aller Welt zeugen von der Bedeutung der Düfte aus verschiedenen Hochkulturen.

Der Beginn der Aromatherapie moderner Prägung

René-Maurice Gattefossée, Chemiker und Parfümeur, brachte mit seinem 1937 erschienenen Buch »Aromatherapie« das uralte Wissen der Pflanzenheilkunde der Medizin wieder näher. Seine Pionierleistung bezeichnete er selbst als »zähe Arbeit eines Drogisten und Parfümeurs, der sich geduldig bemüht, die Wirkung von Duftstoffen zu beweisen.« Im zweiten Weltkrieg setzte Gattefossée ätherische Öle zur Wundbehandlung und zur Desinfektion der Lazarette und Krankenräume ein.

Prof. Paolo Rovesti untersuchte in den 20er und 30er Jahren an der Mailänder Universität die Wirkung ätherischer Öle auf die menschliche Psyche. Er behandelte Depressionen und psychische Krankheiten mit Zitrusessenzen wie Bergamotte und Zitrone mit großem Erfolg. Auf ihn geht die Entwicklung der Osmotherapie (Therapie des Riechens) zurück.

Mitte der 60er Jahre breitete sich die Aromatherapie mit dem Erscheinen des Buchs von Jean Valnet in Frankreich aus. Valnet hatte, wie Gattfossé im zweiten Weltkrieg, ätherische

Öle erfolgreich als Sanitäter eingesetzt. Wegen ihrer besonders konzentrierten Kraft bezeichnete er die Aromatherapie als »die atomare Form der Phytotherapie« (Pflanzenheilkunde). Marguerite Maury und Micheline Arcier kamen aus Valnet`s Schule und entwickelten speziell die Aromamassage, die in England viele Anhänger fand. Maury und Valnet vertraten damals schon einen ganzheitlichen Ansatz, denn sie kombinierten die Anwendung ätherischer Öle mit ergänzenden Ernährungsprogrammen und der Phytotherapie.

Der bekannte englische Aromatherapeut Robert Tisserand, der besonders den wissenschaftlichen Aspekt der ätherischen Öle betont, veröffentlichte das erste Buch über die Aromatherapie in Deutschland. Durch seine mittlerweile bekannten Aromakongresse, die jährlich in London stattfinden, erfuhr die Aromatherapie inzwischen weltweit Beachtung.

2

WISSENSWERTES ÜBER ÄTHERISCHE ÖLE

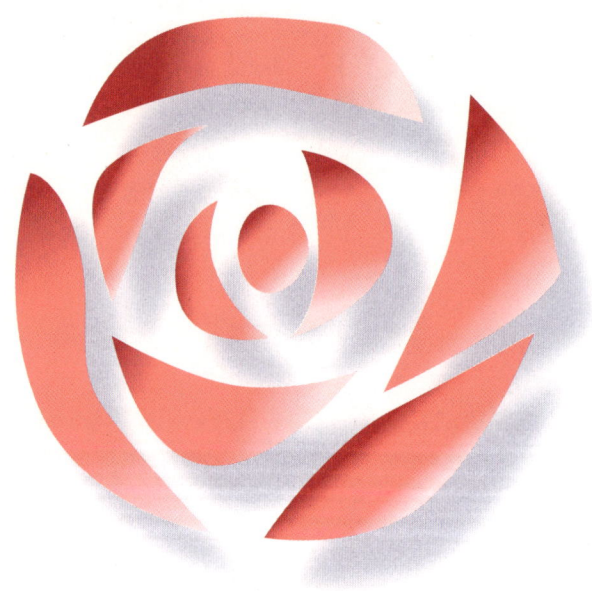

Ätherische Öle sind die Duftstoffe der Pflanzen, die durch den Stoffwechsel während der Photosynthese am Tag und des Regenerationsprozesses in der Nacht entstehen. Dabei bilden sich hochkomplexe biochemische Inhaltsstoffe wie: Monoterpene, Aldehyde, Ester und viele mehr. Diese sind nicht nur für den spezifischen Duft verantwortlich, sondern erklären auch ihre therapeutische Wirkung, da diese essentiellen Öle zum Teil verwandt sind mit den menschlichen Hormonen und Vitaminvorstufen. Zitronenessenz und alle Nadelholzöle enthalten einen hohen Anteil, bis zu 80%, an wichtigen Monoterpenen.
Die Hauptwirkungsweisen dieser Stoffe sind die Fähigkeit, verbrauchte Luft in geschlossenen Räumen zu reinigen und zu ionisieren, sowie ihre antibakterielle Wirkung, die speziell bei Erkältungen und schlecht funktionierendem Immunsystem äußerst hilfreich ist. Es sind ausgesprochen beliebte und zugleich die wichtigsten Öle zur Raumbeduftung, die später in dem Kapitel Duftmonografien genauer beschrieben werden.

Gewinnungsverfahren

Die Art der Gewinnung hundert Prozent reiner ätherischer Öle hängt davon ab, in welchem Pflanzenteil sich das ätherische Öl befindet. Die gebräuchlichste Methode zur Gewinnung reiner Pflanzendestillate ist die Wasserdampfdestillation.

Wasserdampfdestillation

Sie erfordert ein hohes Maß an Können und Erfahrung, um beste Qualität zu erzielen. Zerkleinertes Pflanzenmaterial wird in einem Destillationsgefäß (Alambic) auf einen Rost geschichtet. Der durchgeleitete Wasserdampf löst das ätherische Öl – auch Essenz genannt – aus dem Pflanzengut. Mit dem Abkühlen des Wasserdampfes trennt sich das ätherische Öl wieder vom Wasser und wird im »Florentinertopf« aufgefangen. Bei diesem komplexen Destillationsprozeß (er hat physikalische und chemische Komponenten) entstehen zwei Produkte: das aromatische Wasser (Hydrolat), das in Wasser löslich ist und das wertvolle ätherische Öl, das fettlöslich ist. Dabei schwimmt

DIE WASSERDAMPFDESTILLATION

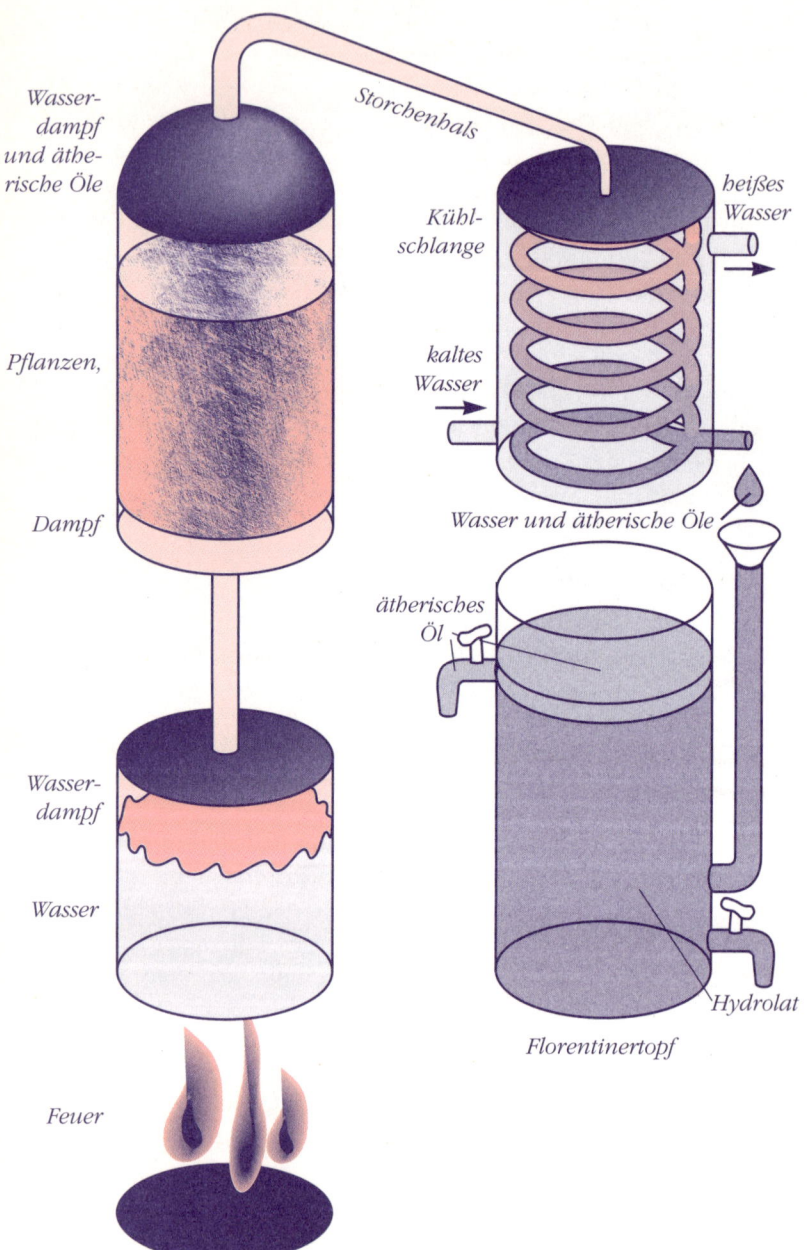

Wasser-
dampf
und äthe-
rische Öle

Storchenhals

Kühl-
schlange

heißes
Wasser

Pflanzen,

kaltes
Wasser

Dampf

Wasser und ätherische Öle

ätherisches
Öl

Wasser-
dampf

Wasser

Hydrolat

Florentinertopf

Feuer

in der Regel das kostbare ätherische Öl, das meistens leichter als Wasser ist, auf der Wasseroberfläche und wird abgeschöpft. Beides eignet sich sehr gut für den Einsatz in der Duftlampe. Füllen Sie zum Beispiel zuerst die Schale mit Rosenwasser oder anderen Hydrolaten und träufeln Sie dann das ätherische Öl, ein Tropfen genügt meistens, in Ihre Duftlampe.

Kaltpressung

Die Aromen der Zitrusfrüchte, (Bergamotte, Clementine, Limette) befinden sich in der Fruchtschale und werden durch Kaltpressung, der sogenannten Expression, gewonnen. Bei diesem ausgesprochen schonenden Verfahren bleiben die Vitamine aus den Schalen erhalten. Durch Zentrifugieren wird die Essenz vom Wasser getrennt und hinterher gefiltert. Bei den gewonnenen Ölen dieser Herstellungsart spricht man von Essenzen und nicht von ätherischen Ölen.

Extraktion

Bei dieser Herstellungsmethode werden mit Lösungsmitteln, wie zum Beispiel Hexan, die wertvollen Blütenöle von Jasmin, Mimose, Tuberose extrahiert, da viele von ihnen auf Grund ihrer Temperaturempfindlichkeit nicht destilliert werden können. Es entsteht bei diesem Auszugsverfahren eine feste, salbenartige Masse, das sogenannte Concrète. Nach verschiedenen Verdampfungs- und Reinigungsverfahren entsteht dann das sogenannte Absolue. Mit dieser Herstellungsmethode kann eine viel höhere Ausbeute erzielt werden. Statt der 5000 kg benötigten, frisch gepflückten Rosenblüten für die Wasserdampfdestillation, braucht man bei der Extraktion nur 2000 bis 3000 kg um 1 kg Rosenabsolue zu bekommen. Deshalb wird verständlich, warum Absolues günstiger sind als destillierte Öle. Ein Tropfen dieses wertvollen Rosendestillats enthält ca. 30 - 40 Blüten. Deshalb reicht auch ein Tropfen vollauf, um einen Raum zu beduften. Dieses Beispiel verdeutlicht, weshalb 1 ml ätherisches Rosenöl, je nach Jahrgang, bis zu 50 DM kosten kann.

Qualitätsmerkmale

Bitte achten Sie beim Kauf Ihrer Öle auf hochwertige Qualität. Hersteller dieser Öle kennzeichnen ihre Produkte und bieten neben entsprechender Qualitätsinformation kompetente Beratung durch fachgeschultes Personal an. Einige Firmen führen selbst strenge Qualitätskontrollen durch.

Auf den Etiketten der Produkte sollten folgende Angaben enthalten sein: 100% reines ätherisches Öl, denn »naturidentisch« bedeutet immer synthetisch; deutscher und lateinischer Name der Pflanze; Ursprungsland (wie bei guten Weinen ist die Bodenbeschaffenheit und Klima für den orginalen Charakter verantwortlich); Angabe des Pflanzenteils aus dem das Öl gewonnen wurde. Dadurch können Fälschungen besser identifiziert werden. Angabe, ob Wildsammlung (Ws), kontrolliert biologischer Anbau (kbA) oder konventioneller Anbau (konv.); Herstellungsverfahren: Destillation / Expression / Extraktion); Kindersicher aufbewahren.

Preisschwankungen bei ätherischen Ölen erklären sich unter anderem durch die vielfältigen Fälschungsmethoden, wie beispielsweise das Strecken mit fetten Ölen, Alkohol oder synthetischen Ölen, die sehr viel billiger sind. Im Einkauf zum Beispiel kostet ein Liter reines Jasminöl ca. 18.000 DM, synthetisches hingegen nur 70 DM.

Ätherische Öle sind in Braunglasfläschchen (wegen der hohen Lichtempfindlichkeit) gut verschlossen mindestens drei Jahre haltbar. Einige werden mit dem Reifungsalter sogar noch wertvoller, beispielsweise Jasmin, Rose und Patchouli. Zitrusessenzen und Koniferenöle (Nadelholzöle) sind nicht so lange haltbar und sollten schneller verbraucht werden.

Vorsicht bei Ölen wie Flieder, Maiglöckchen, Lilie oder Lotus! Hierbei handelt es sich immer um synthetische Düfte, denn diese Pflanzen geben ihr Duftbouquet nicht ab. Daher sollte man sie in der Raumbeduftung nicht verwenden.

Adressen von Herstellern für qualitativ hochwertige ätherische Öle finden Sie im Anhang dieses Buches.

3

Riechen,
der kurze Weg zur Psyche

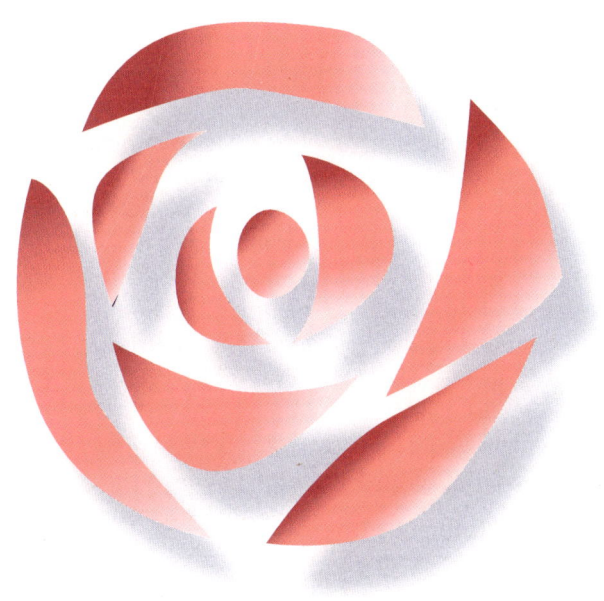

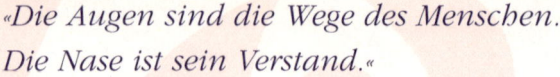

«Die Augen sind die Wege des Menschen.
Die Nase ist sein Verstand.«

Hildegard von Bingen,
Naturheilärztin und Äbtissin im 12. Jahrhundert

Düfte beeinflussen die Konzentration, Kreativität und das Wohlbefinden des Menschen. Man könnte meinen, sie lassen uns fast Flügel wachsen. Schon die flüchtige Begegnung mit angenehmen Düften kann das Stimmungsbarometer höher klettern lassen. Was genau läßt uns derart beflügeln? Was macht den Vorgang des Riechens so faszinierend? Auf dem Gebiet der Geruchsforschung wurden in den letzten Jahren bahnbrechende Erkenntnisse gemacht. Verschiedene wissenschaftliche Studien aus Europa, Japan, Rußland und USA belegen, daß die Wirkung von Gerüchen weit mehr Einfluß auf die menschliche Psyche hat, als bisher vermutet wurde.

Ursprünglich diente die Nase der Arterhaltung: Informationen über Gefahr, Beute oder Witterungsverhältnisse, Orientierungsvermögen und Fortpflanzung waren durch die Fähigkeit der Nase, über die Luft Moleküle eines Duftstoffes aufzunehmen, gesichert. Der Geruchssinn ist wohl das älteste Sinnessystem, denn schon lange, bevor Lebewesen sehen und hören konnten, waren sie in der Lage zu riechen. Es wäre daher zutreffend, den Geruchssinn als den archaichsten aller Sinne zu bezeichnen.

Dem Riechsinn auf der Spur begeben wir uns nun direkt in das Zentrum unseres Gehirns. Die Sinne sind die Fenster zur Welt, und das Gehirn ist unser zentrales »Sinnesorgan«, vergleichbar mit einer Computerfestplatte, nur um ein Vielfaches komplexer. In diesem computerähnlichen Labor werden die Geruchsimpulse ausgewertet, entsprechend verarbeitet und weitergeleitet. Trifft zum Beispiel ein Rosenduftmolekül auf die Nasenschleimhaut, wird in Bruchteilen einer Sekunde das Gehirn aktiviert. Das Riechen vollzieht sich beinahe »zeitlos«,

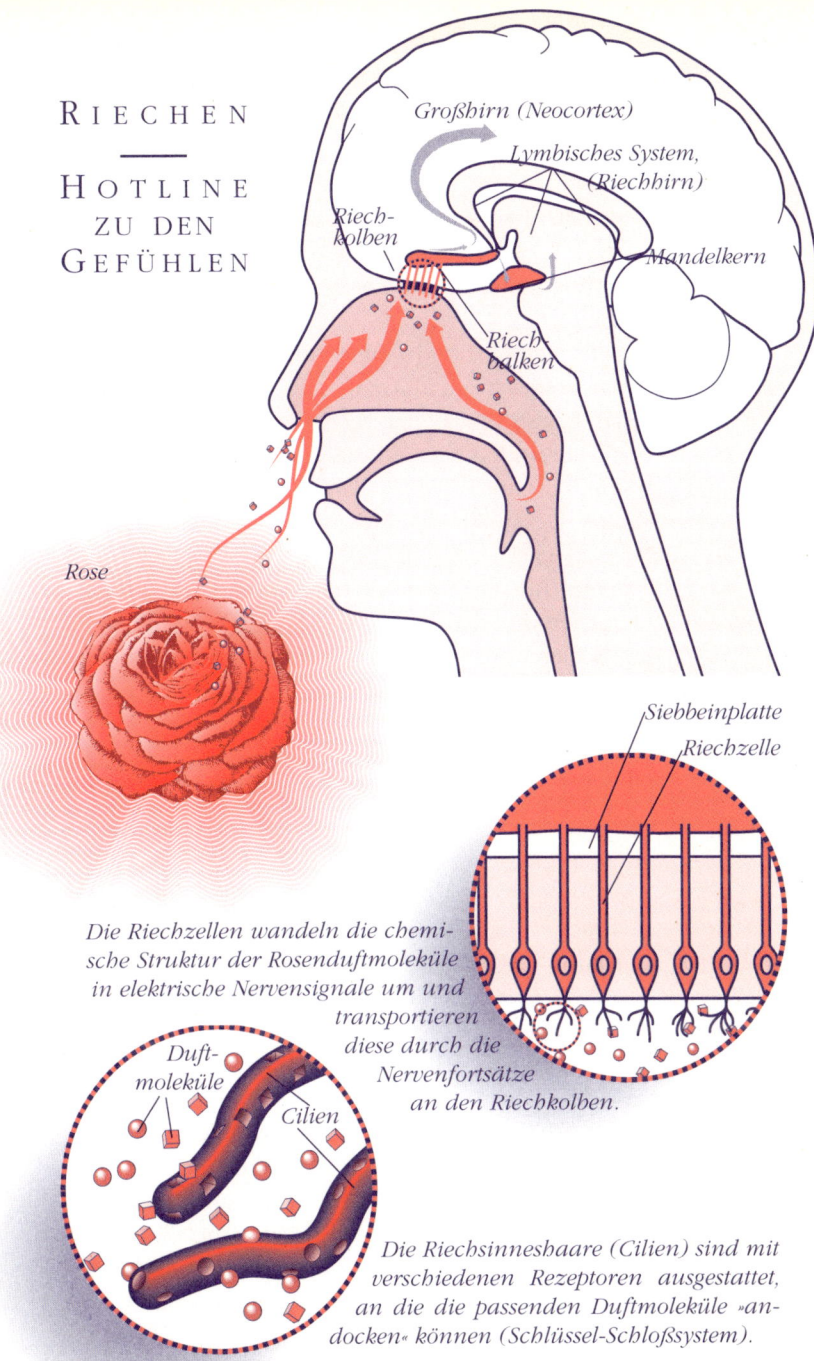

RIECHEN

HOTLINE
ZU DEN
GEFÜHLEN

Großhirn (Neocortex)

Lymbisches System,
(Riechhirn)

Riech-
kolben

Mandelkern

Riech-
balken

Rose

Siebbeinplatte

Riechzelle

Die Riechzellen wandeln die chemische Struktur der Rosenduftmoleküle
in elektrische Nervensignale um und
transportieren
diese durch die
Nervenfortsätze
an den Riechkolben.

Duft-
moleküle

Cilien

Die Riechsinneshaare (Cilien) sind mit
verschiedenen Rezeptoren ausgestattet,
an die die passenden Duftmoleküle »an-
docken« können (Schlüssel-Schloßsystem).

27

denn schneller, als wir jemals denken können, hat der Duft uns schon berührt! Die Auswirkung kann zum Beispiel zu Herzklopfen führen, denn bevor der Geruch bewußt wahrgenommen wird, hat er schon das Unterbewußtsein erreicht, in dessen intimsten Räumen die Geruchserlebnisse gespeichert sind. Riechen, fühlen, erinnern, reagieren, geschieht also in einem Atemzug.

Duftinformationen werden in elektrische Signale umgesetzt und unmittelbar in unser Riechhirn, das limbische System, weitergeleitet. Hier liegen die Steuermechanismen für unser Unterbewußtsein oder anders ausgedrückt: Das limbische System ist der Sitz von Emotionen, Erinnerungen, Inspiration, Konzentrationsfähigkeit, Kreativität, Motivation, Sympathie, Antipathie und Sexualität. Duftreize gelangen unzensiert in das limbische System und nicht über das Kontrollsystem des Großhirns. Dort dauert der Prozeß der Informationsübermittlung ungleich länger, denn Aufgabe des Großhirns ist unter anderem das Bewerten und Ausfiltern von Eindrücken, bevor Reaktionen ausgelöst werden.

In der Schaltzentrale des Gehirns lokalisiert die Wissenschaft auch das vegetative Nervensystem, das verantwortlich ist für: Atmung, Herzschlag, Hormonausschüttung, Verdauung und die komplexen Regelmechanismen des Gehirns. Auch die Ausschüttung von neurochemischen Stoffen, sogenannten körpereigenen Drogen oder Botenstoffen, können im vegetativen Nervensystem mit Hilfe der Duftbotschaften aktiviert werden. Bevor das logische Denken im Großhirn einsetzt, haben die Duftreize in den tieferliegenden Gehirnschichten die Freisetzung verschiedener Neurochemikalien angeregt. Zu ihnen zählen Encephaline, die schmerzstillend und erheiternd wirken, Endorphine, die euphorisieren, schmerzstillend und sexuell stimulierend wirken, Serotonine, die beruhigen, entspannen, harmonisieren und euphorisierend wirken, und Noradrenaline, die aktivieren, anregen und wach machen. Diese »freudespendenden Glücksstoffe« mobilisieren uns und bringen uns ins seelische und körperliche Gleichgewicht. Bei zu niedriger Endorphinausschüttung neigen wir beispielsweise zu

Depressionen; wir werden von Melancholie und Angst ergriffen. Ätherische Öle können diese neurochemischen Stoffe aktivieren und das psychische Gleichgewicht wieder herstellen.

Der Geruchssinn ist äußerst sensibel und komplex. Unter mehr als 10.000 Milliarden Geruchseindrücken kann der Mensch schon einen Duftstoff wahrnehmen. Geübte Nasen wie die von Parfümeuren können bis zu 3000 Gerüche unterscheiden und entwickeln ein enormes Duftgedächtnis im Gegensatz zu »normalen Nasen«, die etwa 30 bis 50 Gerüche unterscheiden können. Die physiologischen Verbindungen zwischen Geruchs- und Sprachzentrum des Gehirns sind jedoch erstaunlich schlecht. Man sagt, »Das duftet wie eine Rose« oder »Das riecht wie eine Ziege«. Selten gibt es eigene Bezeichnungen für Gerüche, vielmehr begnügen wir uns in der »Welt des Riechens« mit beschreibenden Vergleichen, was den Gerüchen oft eine Art magische Distanz verleiht.

Düfte berühren direkt das Herz – ohne Zensur des Großhirns. Sie erzeugen Emotionen, regen die Phantasie an und bleiben unvergeßlich im Gedächtnis haften. Düfte lassen uns auch mühelos in die Vergangenheit reisen wie es die blinde und taube Schriftstellerin Helen Keller beschreibt: »Obstduft bringt mich unter die Pfirsichbäume zurück, wo ich als Kind gespielt habe; ich kenne Gerüche, bei denen sich mein Herz erinnerungsselig weitet, und andere, bei denen es sich erinnerungsweh verkrampft.«

Die Reise eines Rosenduftmoleküls

Mit jedem Atemzug erwärmen wir Luft und ziehen die uns umgebende »atmosphärische Welt« durch unseren Körper, um sie beim Ausatmen, leicht verändert, an unsere Umgebung wieder abzugeben. **Täglich atmen wir ca. 23.000 mal und bewegen dabei rund 12,5 Kubikmeter Luft.**

Folgen wir nun der Reise eines Rosenduftmoleküls durch unseren Körper: Aufgenommen über die Nasenöffnungen und die Nasenhöhlen stößt das Molekül mit der Atemluft an das Dach unserer Nasenhöhlen, etwa in Augenhöhe auf zwei fünf

Pfennig große Riechschleimhäute. Sie sind mit einem dünnen Schleimfilm überzogen und befeuchten nun die rosengefüllte Atemluft. Neueste Forschungen ergaben, daß sich die Riechsinnesnerven aus ca. 30 Millionen Riechzellen – Stütz- und Basalzellen mitgerechnet – zusammensetzen, deren durchschnittliche Lebensdauer nur einen Monat beträgt. Mit dem »Luxus« der enorm schnellen Regeneration und Erneuerung ausgestattet, können diese Wunderwerke herausragende Analysen vollziehen. Die Zellen der Riechschleimhaut haben an ihrem Ende zahlreiche, büschelähnliche Riechsinneshaare (Cilien), die wie allerfeinste Fühler mit ihren Rezeptoren in die Nasenschleimhaut ragen und 6 bis 12 Mal in der Sekunde den Rosenduft in der Atemluft abtasten. Kleinste Moleküle des Rosendufts »docken« an den richtigen Rezeptor der Riechsinneshaare an, so wie ein Schlüssel nur in ein bestimmtes Schloß paßt. Unser Rosenduftmolekül muß zusammen mit mindestens 40 weiteren Rosenduftmolekülen die jeweils passenden Riechsinneshaare erreichen; dann wird eine äußerst komplexe Kettenreaktion ausgelöst. Der Duftreiz wird nochmals verstärkt, so daß die entsprechende Duftinformation selbst in kleinster Konzentration wahrgenommen wird. Diese können wie im Falle von Vanillin noch in einer minimalen Konzentration von 2 Milliardstel Gramm pro Kubikzentimeter Luft wahrgenommen werden. Der Transport des Rosendufts vollzieht sich in Bruchteilen einer Sekunde direkt an das andere Ende der Sinneszellen über deren langen, dünnen Nervenfortsatz in das Gehirn. Dies ist die einzige Stelle in unserem Organismus, in dem das Zentralnervensystem offen liegt. Sie ist gewissermaßen eine Ausstülpung des Gehirns, ein »offenes Tor«. Hier aktivieren die Botenstoffe auch die Öffnung bestimmter Ionenkanäle im Zellmembran, wodurch der Rosenduftreiz in einen elektrischen Impuls umgewandelt wird. Die Nervenzellen bündeln sich noch im Bereich der Nase und stoßen durch die Siebbeinplatte hinter der Nasenwurzel zum Riechkolben, der als vorgelagertes Gehirnteil fungiert. An dieser Stelle kommt es zur ersten deutlichen Verringerung der Duftinformationskanäle. 50.000 solcher Kanäle bilden den einzigen Ausgang aus dem Riechkolben und formen sich zum Riechstrang, der den elektrischen Duftreiz an die Riechrinde weiterleitet. Dort wird der Duft identifiziert. Vom Thalamus aus wird der Rosenduftreiz direkt in unsere innere Schaltzentrale, das limbischen System, weitergeleitet. Jetzt werden Erinnerungs- und Gefühlsvorgänge ausgelöst, was die Ausschüttung von neurochemischen Stoffen (Neurotransmitter oder Botenstoffe) bewirkt. Ob auf unbewußt Art oder bewußt wahrgenommen, nehmen sie unmittelbaren Einfluß auf unsere Gehirnaktivitäten, Stimmungen, Antrieb und Emotionen, wie beispielsweise Endorphine – sogenannte »happy makers« –, die für unser Wohlgefühl verantwortlich sind, ohne davon abhängig zu machen. Diese körpereigenen Botenstoffe, die Neurotransmitter, sind geradezu Nahrung für das Gehirn und lassen sich sogar mit geeigneten Methoden stimulieren: das Hören guter Musik, das Genießen körperlicher Zärtlichkeit oder auch das Riechen angenehmer Düfte. So kann unser Rosenduft ein wohliges Gefühl der Harmonisierung und Entspannung auslösen.

Der Rosenduft wird schließlich in die Lunge weitergeleitet, vom Organismus aufgenommen, verarbeitet und über den Stoffwechsel wieder ausgeschieden. Dadurch daß die ätherischen Öle im Stoffwechsel nachgewiesen werden können ist es ratsam 100% reine ätherische Öle zu benutzen.

Neurotransmitter – die körpereigenen Botenstoffe

Encephaline wirken über Thalamus stimmungshebend, enthalten in: Grapefruit, Jasmin, Rose, Rosengeranie u.a.

Endorphine wirken über die Hypophyse sinnlich anregend, enthalten in: Bergamotte, Geranie, Jasmin, Ylang Ylang u.a.

Noradrenalin wirkt über Locus ceruleus antriebssteigernd, enthalten in: Lemongrass, Rosmarin, Wacholder, Zirone u.a.

Serotonin wirkt über Raphus nucleus entspannend, enthalten in: Röm. Kamille, Lavendel, Melisse, Neroli u.a.

4

STRESSREDUKTION MIT ÄTHERISCHEN ÖLEN

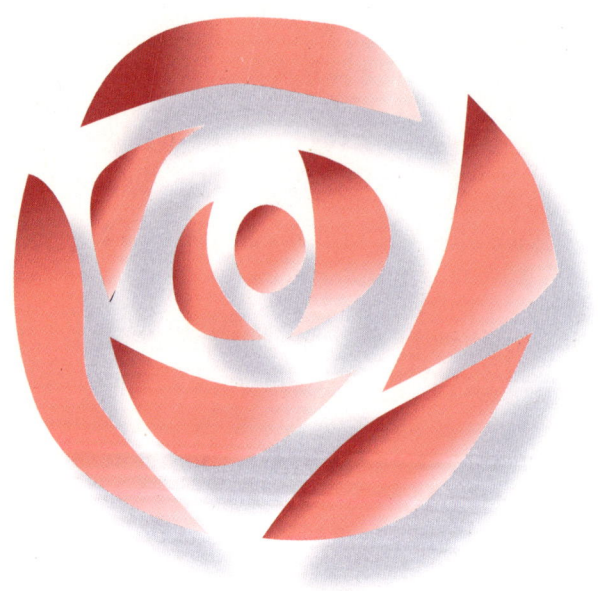

»Die Ärzte könnten viel größeren Nutzen aus den Düften ziehen, als sie es tun, da ich oft bemerkt habe, daß die Düfte mich verändern und meinen Geist beeinflussen, je nachdem, welche es sind.«

Aus dem Tagebuch des Philosophen Montaigne (1533–1592)

Der Begriff Streß wurde 1936 von dem bekannten Streßforscher Hans Selye in die medizinische Sprache eingeführt. Selye erkannte in der Reaktionsfolge des Organismus auf unterschiedliche Belastungen eine Gesetzmäßigkeit, die er Streß-reaktion nannte. Mittlerweile scheint Streß Bestandteil unserer Gesellschaft geworden zu sein: ständig stehen wir unter Zeitdruck, Erwartungsdruck oder Anpassungsdruck. Aber auch Reizverarmung – die Monotonie am Arbeitsplatz, die Langeweile abends Zuhause vor dem Fernseher – kann zu Streß führen.

In der Medizin wird zwischen dem kreativen, gesundmachenden Eustreß und dem krankmachenden Streß, dem sogenannten Distreß unterschieden: Eustreß sorgt genau für die Dosis an Aktivierung und Erregung, die der Mensch zum freudvollen Leben braucht. Denn ohne einen bestimmten Erregungspegel könnten wir uns nicht amüsieren, keinen Vortrag halten und keine Kinder zeugen. Doch ohne Erholungspausen und Abwechslung wird das gesunde Maß an Streß zum krankmachenden Dauerstreß, der das Immunsystem schädigt und zu den wichtigsten Mitverursachern der sogenannten Zivilisationskrankheiten zählt. Viele Menschen greifen dann zu chemischen Hilfsmitteln, um sich zu noch mehr Leistung anzuspornen oder um endlich scheinbare Entspannung zu finden, oft verbunden mit schädlichen Langzeitfolgen.

Den unmittelbaren Einfluß der Düfte auf unser geistiges und körperliches Wohlbefinden erforschten bereits Mitte der 80er Jahre die englischen Wissenschaftler Dodd, van Toller und Jenkins. Mit Hilfe der Osmotherapie (Therapie des Riechens) und den darauf abgestimmten Versuchen mit Hirnstromwellenbildern (EEG) und Hautreaktionstests, gelang es ihnen, Streß durch Düfte zu reduzieren. Testreihen über die Auswirkungen auf die Gehirnwellen ergaben, daß Düfte ebenso wie Entspannungsübungen, Meditation oder Yoga, streßfördernde Beta-Wellen in wohltuende Alpha-Wellen verwandeln können.

Diese Erkenntnisse nutzend möchte ich Sie einladen, mit den ätherischen Ölen Ihre Lebensräume zu gestalten. Sie besitzen die lebendige Fähigkeit, die Atemluft zu energetisieren, zu ionisieren und qualitativ aufzubessern. Schaffen Sie sich Oasen der Erholung, indem Sie sich eine Duftlampe aufstellen. Nehmen Sie, falls keine Zeit ist, ein Taschentuch mit 2 - 5 Tropfen Bergamotteessenz beträufelt und gehen Sie ein paarmal fächelnd durch den Raum, und schon hat sich die Atmosphäre angenehm, erfrischend verändert.

Beliebte streßreduzierende Anwendungen sind auch Aroma-Massagen, duftende Kompressen und wohlriechende Bäder. Ein gutes Beispiel ist Sandelholz und Ylang-Ylang: eine Badeölmischung aus 2 - 3 Tropfen Sandelholz, 3 Tropfen Ylang-Ylang und 3 - 5 Tropfen Grapefruit, in 2 Eßlöffeln Honig oder Sahne emulgiert und in das Badewasser eingerührt, kann bei überarbeiteten Managern Wunder wirken. Angespannten, vom Streß geplagten Menschen schenken diese Öle wieder ein wohliges Körpergefühl.

Mit Hilfe der nachfolgenden Duftmonographien können Sie die Düfte herausfinden, die Ihnen wohltuende Entspannung vermitteln. Machen Sie die Geruchsprobe, denn ein Duft, den Sie als unangenehm empfinden, kann nicht entspannen.

Mit der folgenden Antistreßübung möchte ich Ihnen ein kleines Beispiel geben, wie Sie mit Düften »meditieren« können.

Atemübung: Regenbogen und Duft

Wie der Regenbogen die Brücke zu einer anderen, feinstofflichen Welt symbolisiert, so schaffen auch ätherische Öle die Verbindung zu unserer inneren Welt. Es gibt kaum einen Menschen, der sich nicht über einen Regenbogen freut, ebenso berühren wohlriechende Düfte unser Herz.

Beduften Sie den Raum, in dem Sie die Atemübung machen wollen, mit dem ätherischen Öl oder der Duftmischung, die Sie momentan bevorzugen.

Setzen Sie sich aufrecht, ruhig und bequem auf eine Decke oder ein Kissen. Schließen Sie die Augen und beobachten Sie den wohlriechenden Luftstrom, der an Ihrer Nasenspitze kommt und geht. Achten Sie immer wieder auf den angenehmen Duft, der mit jedem Atemzug Ihren Körper durchströmt. Gedanken und Geräusche lassen Sie vorbeiziehen, ohne an ihnen festzuhalten.

Erlauben Sie sich das Gefühl von Zeitlosigkeit, so daß es Sie wie eine Schutzglocke umgibt. Entspannen Sie sich immer mehr.

Spüren Sie jetzt nach, welche Farbe mit dem Duft vor Ihrem inneren Auge erscheint. Lassen Sie mit jedem Atemzug Ihre Farbe nach und nach in Ihr Herz sinken. Halten Sie die Farbe wie strahlendes Licht in Ihrem Herzen fest.

Wenn spontan keine Farbe auftaucht, lassen Sie in der Mitte Ihrer Brust auf der Höhe Ihres Herzens ein kleines Regenbogenlicht entstehen. Mit dem Duft, den Sie einatmen, dehnt sich das Licht immer weiter aus und füllt Ihren Körper ganz auf. Erlauben Sie dem Duft und dem Licht, Ihnen Energie zu spenden.

Atmen Sie am Ende der Übung dreimal tief ein und aus, und entspannen Sie sich.

»Strengen Sie sich nicht an und leisten Sie dennoch Ihr Bestes«
Aldous Huxley

5

DUFTKOMPASS –
DUFTMONOGRAPHIEN
FÜR EIN WOHLTUENDES UND
GESUNDES RAUMKLIMA

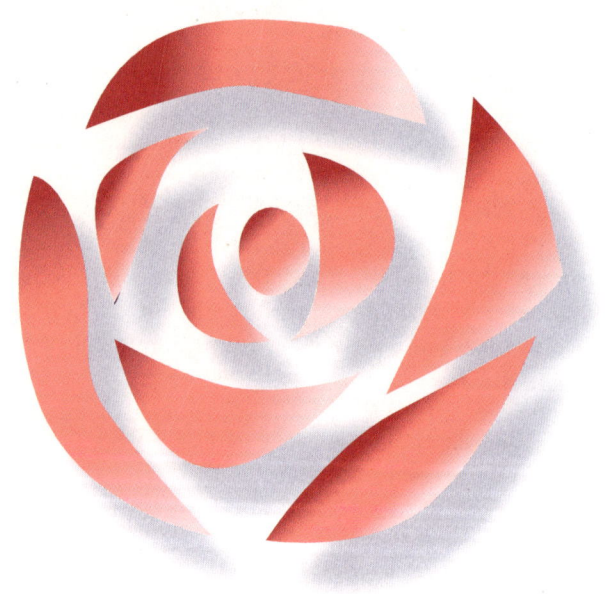

Die klassische französische Parfümerie, die noch mit natürlichen Riechstoffen arbeitete, entwickelte das Einteilungssystem der Düfte in Kopf-, Herz- und Basisnoten. Wie in der Musik jede Note eine eigene Schwingung hat, haben auch Naturdüfte eine spezifische »Duftschwingung«, die unsere Nase streift. Die Einteilung richtet sich nach der Evaporationszeit (Verflüchtigungs- oder Verdunstungszeit) der jeweiligen Duftnote, die grob unterteilt wird in **kurz** *(1 bis 1,5 Stunden)*, **mittel** *(1,5 bis 5 Stunden)* und **lang** *(8 bis zu 24 Stunden)*.

▲ *Kopfnoten* entwickeln sich sofort in der Raumluft, bauen sich aber auch schnell wieder ab. Sie sind mit kurz schwingenden Tönen vergleichbar, etwa denen einer Triangel. Düfte dieses Notenbereichs sind sehr beliebt und werden oft zur Verbesserung der Raumluft verwendet. Zu ihnen zählen Bergamotte, Clementine, Eisenkraut, Eukalyptus, Grapefruit, Lemongrass, Limette, Mandarine, Orange und Zitrone.

● *Herznoten* sind intensive, oft blumige, weiche Düfte, aus dem Blütenbereich oder herbe, krautige Düfte aus dem Kräuterbereich. Sie ähneln dem Kammerton A, der mit viel Volumen schwingt. Düfte dieses Notenbereichs bilden das Thema, das Cœur einer Duftkomposition mit einer interessanten und individuellen Geruchskomponente. Zu ihnen zählen Geranie, Jasmin, Kamille römisch, Lavendel fein, Lavendel extra, Melisse, Rose und Ylang-Ylang.

■ *Basisnoten,* der Fond einer Duftmischung, haben eine tiefe und lang nachklingende, manchmal auch zentrierende Schwingung. Sie zeichnen sich durch einen äußerst eigenwilligen und oft ausdrucksstarken Charakter aus (erdig, harzig, modrig, warm oder schwer) und sind mitunter noch nach Stunden wahrnehmbar, ebenso wie die tiefen, langen und kräftigen Töne einer Trommel. Als natürliche Fixateure binden Basisnoten die Kopf- und Herznoten länger aneinander und halten sie stärker fest. Zu ihnen zählen Elemi, Honig, Styrax, Vanille, Vetiver und Weihrauch.

FÜNFZEHN AUSFÜHRLICHE DUFTMONOGRAPHIEN

Noten

▲ Kopfnote

▲● Kopfnote mit Tendenz zur Herznote

●▲ Herznote mit Tendenz zur Kopfnote

● Herznote

●■ Herznote mit Tendenz zur Basisnote

■● Basisnote mit Tendenz zur Herznote

■ Basisnote

Verfahren

💧 Wasserdampfdestillation

🍶 Expression

⦂ Extraktion in Hexan oder Weingeist

●▲ **Basilikum** – *Ocimum Basilicum*
Pflanzenfamilie:
Lippenblütler (Labiatae)
Gewinnungsart des ätherischen Öls:
💧 Wasserdampfdestillation des blühenden Krauts
Spezielle Eigenschaften:
Basilikumöl ist wegen seiner geistig anregenden und belebenden »königlichen« Wirkung (griech. »Basileus« = König) sehr geschätzt. Es wirkt besonders auf die linke Hemisphäre, den Teil des Gehirns, der dem logischen Denken zugeordnet wird. Im Volksmund wurde die Basilikumpflanze oft »Königskraut« oder »Königsbalsam« genannt. Heute ist sie ein bekanntes Würzkraut und Bestandteil des beliebten Pesto.

Duftbeschreibung:
Ausgesprochene Grünnote, krautig, frisch bis würzig-süß, pfeffrig, leicht anisartig, angenehm durchdringend mit hoher Strahlkraft.

Biochemische Angaben:
Je nach Chemotyp zwischen 3 - 85% Methylcarvicol; durch den extrem hohen Ätheranteil (80 - 90%) beflügelt Basilikumöl im wahrsten Sinne des Wortes das Gedächtnis, besonders in Kombination mit Zitronenessenz für Raumduftmischungen.

Psycho-physische Wirkungstendenzen:
Hilft bei Depressionen, seelischem Ungleichgewicht, Kopfschmerzen durch Streß, Migräne; wirkt sehr gut auf psychisch-mentaler Ebene, stärkt das Gedächtnis, stimuliert bei geistiger Erschöpfung.

Verdunstungszeit:
mittel

Dosierung für Duftlampe/Aromastreamer/Luftzerstäuber:
Einzeln verwendet 2 bis 5 Tropfen, für Raumdüfte ist es in Mischungen besser geeignet, die Dosierung beträgt dann 1 bis 2 Tropfen.

Räumliche Anwendungsbereiche:
Küche, Restaurant, Arbeitszimmer, Büro, Schule, Fitneßraum, Seminar- und Konferenzraum.

Kombinationen mit:
Bergamotte, Eisenkraut, Geranie, Ho-Blätter, Lavendel, Lemongrass, Muskatellersalbei, Melisse, Myrte, Rosenholz, Wacholder, Zitrone, Zypresse.

▲ **Bergamotte** - *Citrus bergamia*

Pflanzenfamilie:
Rautengewächs (Rutaceae)

Gewinnungsart des ätherischen Öls:
 Kaltpressung der Fruchtschalen (smaragdgrüne Farbe der Essenz)

Spezielle Eigenschaften:
Bergamotteöl ist eine Essenz, die »Lichtblicke« und sonnige Zuversicht aufkommen läßt. Die besten Bergamottedüfte mit ihrem

einmaligen Charakter kommen aus Reggio di Calabria, Italien. Bergamotteessenz wird sowohl von Laien als auch von erfahrenen Aromatherapeuten gerne als Vermittleröl verwendet. Bekannt wurde es durch den Earl-Grey-Tee, dem es das exquisite Aroma verleiht, und gilt als klassischer Bestandteil des Kölnisch-Wassers. Die Frucht der Bergamotte gleicht einer Birne und entstand aus einer Kreuzung zwischen Bitterorange und Zitrone.

Duftbeschreibung:

Frisch, herb-süß, zitrusartig mit blumiger, tabakähnlicher Note, nach Orangenblüten tendierend, lebhaft mit angenehm warmem Unterton.

Biochemische Angaben:

Der hohe Esteranteil zwischen 30 - 35% ist für die ausgesprochen ausgleichende Wirkung zuständig; das Monoterpen Limonen (ca. 20%) wirkt »atmosphärisch« reinigend. Weitere Monoterpenole wie 10 - 15% Linalol bedingen die leicht bakterizide und immunstimulierende Wirkung.

Psycho-physische Wirkungstendenz:

Die Essenz kann in zwei Richtungen wirken: psychisch anregend, aufbauend und stimmungsaufhellend oder beruhigend und entspannend. Sie vermittelt einen sonnigen Kontrast zu neblig-dunklen Tagen.

Klassisch gegen Streß, hilft Loslassen bei zu großen Anspannungen, steigert die Konzentration, gleicht Gefühlsschwankungen aus.

Verdunstungszeit:

kurz

Dosierung für Duftlampe/Aromastreamer/Luftzerstäuber:

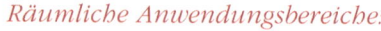

Einzeln verwendet 6 bis 8 Tropfen, in Mischungen 2 bis 5 Tropfen, maximal 5 Tropfen auf einen Duftstein geben. 1 bis 2 Tropfen auf ein Taschentuch oder Vlies dienen der Erfrischung.

Räumliche Anwendungsbereiche:

Alle privaten Räume, Schränke, Wintergarten, Auto. Alle öffentlichen Räume wie Büro, Fitneßraum, Sauna, Wartezimmer, Schule, Seminar- und Konferenzraum, Restaurant, Empfangs-

raum, Hotelzimmer, Krankenhaus. Für den Raumspray ideal, bis 1 ml Essenz in Alkohol lösen (Kapitel Raumsprays)
Kombinationen mit:
Basilikum, Douglasfichte, Eukalyptus, Edeltanne, Fichtennadel, Grapefruit, Geranie, Ho-Blätter, Koriander, Lavendel, Limette, Mandarine, Minze, Myrte, Muskatellersalbei, Neroli, Orange, Palmarosa, Riesentanne, Rose, Rosenholz, Rosmarin, Sandelholz, Weihrauch, Weißtanne, Ylang-Ylang, Zeder, Zimt, Zirbelkiefer, Zitrone.

▲ ● **Douglasfichte** - *Pseudotsuga menziesii*
Pflanzenfamilie:
Kieferngewächs (Pinacea)
Gewinnungsart des ätherischen Öls:
 💧 Wasserdampfdestillation der Zweige
Spezielle Eigenschaften:
Der Duft der Douglasfichte hilft, gelassener zu werden und neue Kräfte zu sammeln. Er erinnert an heitere Waldspaziergänge und gehört mit zu den schönsten Nadelholzdüften. Wie alle Düfte dieser Richtung vertieft die Douglasfichte die Atmung, weshalb das ätherische Öl als Luftreiniger für die Raumbeduftung besonders wertvoll ist.
Duftbeschreibung:
Fruchtig-zitronenartig, fein, waldig, frische kopfnotige Anteile, stellt für sich alleine einen harmonischen Duftakkord dar.
Biochemische Angaben: Besteht zu 80% aus Monoterpenen; klärt die Raumluft; antiseptisch.
Psycho-physische Wirkungstendenzen:
Hilft bei Depressionen, regeneriert, stärkt die Konzentration; aktiviert die Atmung, erfrischt, belebt und stimuliert.
Verdunstungszeit:
mittel bis kurz
Dosierung für Duftlampe/Aromastreamer/Luftzerstäuber:
Einzeln verwendet 1 bis 7 Tropfen, in Mischungen 2 bis 5 Tropfen, auf einen Duftstein maximal 1 bis 2 Tropfen geben (sehr beliebt im Krankenzimmer). Für den Raumspray ideal, bis 1 ml ätherisches Öl in Alkohol lösen (Kapitel Raumsprays).

Räumliche Anwendungsbereiche:
Alle privaten Räume, Schränke, Auto. Alle öffentlichen Räume
wie Büro, Fitneßraum, Sauna, Wartezimmer, Schule, Seminar-
und Konferenzraum, Restaurant, Empfangsraum, Hotelzimmer,
Krankenhaus.
Kombinationen mit:
Bergamotte, Clementine, Grapefruit, Ho-Blätter, Kamille römisch, Lavendel, Lemongrass, Myrte, Rosenholz, Zeder, Zitrone.

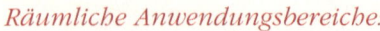 **Eisenkraut/Verbena (Zitroneneisenkraut)**
Lippia citriodora
Pflanzenfamilie:
Verbenengewächs (Verbenaceae)
Gewinnungsart des ätherischen Öls:
🌢 Wasserdampfdestillation des Krauts
Spezielle Eigenschaften:
Der Duft des Eisenkrautöls wirkt wie ein frischer Morgen, neu-
gierig und voller Tatendrang bläst er jede Apathie und Lustlo-
sigkeit weg. Seine Devise ist Aufgaben zu erkennen und sie
voller Dynamik und Energie anzupacken. An heißen Sommer-
tagen ist er ein kühlender, erfrischender Duft, auch als Raum-
spray bei »toter« Raumluft und im Auto sehr gut geeignet.
Duftbeschreibung:
Frisch, fein-zitronenartig, klar und blau am Morgen, leicht
krautig1.
Biochemische Angaben:
32 - 37% Aldehyde wirken beruhigend auf das Nervensystem,
18 - 23% Monoterpene wirken „atmosphärisch« klärend, erfrischend, stimulierend, 15 - 20% Sesquiterpene wirken entzün-
dungshemmend und sedativ.
Psycho-physische Wirkungstendenz:
Macht Mut, Neues zu wagen und Altes loszulassen; verleiht
Optimismus, motiviert und stimuliert, beruhigt die Nerven;
konzentrationssteigernd bei geistiger Erschöpfung.
Verdunstungszeit:
mittel bis kurz

Dosierung für Duftlampe/Aromastreamer:
Einzeln verwendet 1 bis 5 Tropfen, in Mischungen 2 bis 3 Tropfen. 1 Tropfen auf einem Taschentuch sorgt für klaren, frischen Arbeitsduft.

Räumliche Anwendungsbereiche:
Alle privaten Räume, Schränke, Auto. Alle öffentlichen Räume wie Büro, Fitneßraum, Sauna, Wartezimmer, Schule, Seminar- und Konferenzraum, Restaurant, Empfangsraum, Hotelzimmer, Krankenhaus. Für den Raumspray ideal, bis 1 ml ätherisches Öl in Alkohol lösen (Kapitel Raumsprays).

Kombinationen mit:
Basilikum, Douglasfichte, Fichtennadel, Geranie, Jasmin, Lemongrass, Mandarine, Myrte, Neroli, Orange, Riesentanne, Wacholder, Weißtanne, Zeder, Zirbelkiefer, Zitrone.

▲ Eukalyptus - *Eucalyptus globulus*
und Eucalyptus citriodora
Pflanzenfamilie:
Myrtengewächs (Myrtaceae); es gibt ca. 500 Eukalyptusarten

Gewinnungsart des ätherischen Öls:
🌢 Wasserdampfdestillation der Blätter und Zweige

Spezielle Eigenschaften:
Eukalyptusöl ist das Erfrischungsöl. Sein Duft läßt uns spontan tief atmen und regeneriert das Lungengewebe. Eukalyptus zählt zu den größten Bäumen der Welt; sein Öl wird auch erfolgreich als Insektenschutz eingesetzt.

Duftbeschreibung:
Eukalyptus globulus: stechend scharf, zugleich frisch, an Brustbalsame und Medizin erinnernd, leicht kampfrig, durchdringend; transparent belebende Frische.

Eukalyptus citriodora:
mild, zitrusartig, leicht blütenhaft, daher gut für Kinder geeignet.

Biochemische Angaben:
Eucalyptus globulus: Oxydgehalt bis zu 40%, auswurffördernde, krampflösende, atmungsaktivierende Eigenschaften.

☞ Eukalyptus globulus darf wegen seiner starken Wirkung nicht für Kinder unter 6 Jahren verwendet werden.

Eucalyptus citriodora:

60 - 70% Aldehyde haben ausgleichende und beruhigende Wirkung, 20 - 25% Monoterpeneole wirken stark bakterizid, fungizid und virizid. (kinderfreundlich)

Psycho-physische Wirkungstendenzen:

Allgemein anregend und erfrischend, läßt Sorgen, Ängste und Streitigkeiten vergessen; konzentrationssteigernd bei Müdigkeit; in der kalten Jahreszeit vorbeugend gegen Schnupfen und Erkältungskrankheiten, geeignet für Trocken- oder Dampfinhalationen.

Verdunstungszeit:

mittel bis kurz

Dosierung für Duftlampe/Aromastreamer:

Einzeln verwendet zwischen 1 bis 5 Tropfen; auf einen Duftstein 2 bis 3 Tropfen geben; als Insektenschutz bis zu 20 Tropfen in Verbindung mit Ölen wie Geranie, Lavendel, Basilikum, Lavendin, Lemongrass, Nelke und Zeder. Im Kinderzimmer nur den Eucalyptus citriodora verwenden (maximal 8 Tropfen). Kann auch gut trocken inhaliert werden. 1 Tropfen auf einem Taschentuch oder Vlies dienen der Erfrischung. Für den Raumspray ideal, bis 0,5 ml ätherisches Öl in Alkohol lösen (Kapitel Raumsprays)

Räumliche Anwendungsbereiche:

Alle privaten Räume, Auto.

In Erkältungszeiten kann Eucalyptus citriodora in allen öffentlichen Räumen wie Büro, Fitneßraum, Sauna, Wartezimmer, Schule, Seminar- und Konferenzraum, Restaurant, Empfangsraum, Hotelzimmer und Krankenhaus eingesetzt werden.

Kombinationen mit:

Douglasfichte, Eisenkraut, Fichtennadel, Geranie, Lärche, Lavendel, Lavendin, Mandarine, Meerkiefer, Minze, Petit Grain, Riesentanne, Zeder, Zitrone, Zypresse.

● **Geranie** - *Geranie pelargonie (Rosengeranie) - Pelargonium graveolens oder Geranium pelargonium odoratissimum*

Pflanzenfamilie:

Storchschnabelgewächs (Geraniaceae)

Gewinnungsart des ätherischen Öls:

 Wasserdampfdestillation der Blätter und Grünteile

Spezielle Eigenschaften:

Geranienöl ist ein Duft der Mitte und des Ausgleichs, zudem ein richtiger Venusduft und dennoch "Mückenschreck". Zusammen mit Palmarosaöl wird es gerne als Rosenölersatz verwendet, da es billiger ist.

Duftbeschreibung:

Süß, rosenähnlich, intensiv, weich, blumig, leicht, zart, vielfältiges Duftbouquet.

Biochemische Angaben:

50 - 57% Monoterpenole wie Citronellol, Geraniol, Linalol, Nerol sorgen für den stark rosenartigen Duft und die entzündungshemmende, bakterizide, immunstimulierende Wirkung. 15 - 20% Ester tragen zur beruhigenden, ausgleichenden Wirkung bei.

Psycho-physische Wirkungstendenzen:

Hilft bei Depressionen, stimmungshebend; hat stabilisierende Wirkung bei Unsicherheit, Ruhelosigkeit, Anspannung oder Angst; unterstützt die Entspannung.

Verdunstungszeit:

mittel

Dosierung für Duftlampe/Aromastreamer:

Einzeln verwendet 2 bis 5 Tropfen; am besten in Mischungen, dann 1 bis 3 Tropfen; auf Duftstein oder Vlies 1 bis 3 Tropfen.

Räumliche Anwendungsbereiche:

Alle öffentlichen und privaten Räume.

Kombinationen mit:

Bergamotte, Clementine, Cardamom, Eisenkraut, Grapefruit, Ho-Blätter, Koriander, Lavendel, Lemongrass, Limette, Mandarine, Myrte, Muskatellersalbei, Neroli, Orange, Palmarosa, Rose, Rosenholz, Sandelholz, Ylang-Ylang, Zeder, Zitrone.

▲ **Grapefruit** - *Citrus paradisi*

Pflanzenfamilie:

Rautengewächs (Rutaceae)

Gewinnungsart des ätherischen Öls:

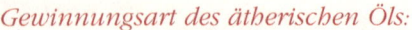 Expression, Kaltpressung der Fruchtschale

Spezielle Eigenschaften:
Grapefruitessenz hat die Energie des Sommers und der Sonne gespeichert; ihr Duft schenkt einen glücklichen Geist und weckt die Lebensfreude. Im Gehirn wird der Thalamus stimuliert, der die Ausschüttung von körpereigenen Glücksbotenstoffen und damit eine optimistische Einstellung bewirkt. Der Duft der Grapefruitessenz schafft angenehme Leichtigkeit und eine erfrischende Wohnraumatmosphäre.

Duftbeschreibung:
Heiter, frisch-fruchtig, süß, leicht bitter, hell und lebhaft.

Biochemische Angaben:
Über 90% Monoterpene, Limonen, Terpinen und Alpha-Pinen bewirken die hohe „atmosphärische« Klärung.

Psycho-physische Wirkungstendenzen:
Hilft bei Depressionen, stimmungsaufhellend, euphorisierend; vermittelt ein bejahendes Lebensgefühl, Optimismus und Selbstvertrauen.

Verdunstungszeit:
mittel bis kurz

Dosierung für Duftlampe/Aromastreamer:
Eine der beliebtesten Essenzen für die Raumbeduftung, maximale Dosierung 10 Tropfen, in Mischungen zwischen 2 bis 7 Tropfen. Als angenehme Lernstütze bieten sich 1 bis 2 Tropfen auf einem Taschentuch, Vlies oder Duftstein an.

Räumliche Anwendungsbereiche:
Am Schreibtisch, Arbeitszimmer, Gästezimmer, Auto, Büro, Fitneßraum, Sauna, Restaurant, Empfangsraum, Hotel, Seminar- und Konferenzraum, Schule, Wartezimmer, Krankenhaus. Für den Raumspray ideal, bis 1 ml Essenz in Alkohol lösen (Kapitel Raumsprays)

Kombinationen mit:
Basilikum, Bergamotte, Clementine, Cardamom, Edeltanne, Eisenkraut, Geranie, Ho-Blätter, Jasmin, Koriander, Lavendel, Lemongrass, Limette, Mandarine, Myrte, Muskatellersalbei, Neroli, Orange, Palmarosa, Riesentanne, Rose, Rosenholz, Weißtanne, Sandelholz, Ylang-Ylang, Zeder, Zimt, Zirbelkiefer, Zitrone.

● **Lavendel** - *Lavendula officinalis*

Pflanzenfamilie:
Lippenblütler (Labiateae Pflanzen der Wärme)

Gewinnungsart des ätherischen Öls:
💧 Wasserdampfdestillation der Blütenrispen und Stengel

Spezielle Eigenschaften:
Der Duft des Lavendelöls mit seinem beruhigenden Charakter
schenkt sanfte, edle Ruhe und Gelassenheit. Das Öl verbindet
sich gut mit anderen Essenzen und Ölen und ist daher eines
der wichtigsten in der Aromatherapie, Aromapflege und
zudem ein geeignetes Insektenmittel.

Duftbeschreibung:
Frisch, krautig mit leicht blumigem Flair; »Lavendel fein« hat
eine sanfte und milde Note.

Biochemische Angaben:
Der hohe Esteranteil von 40 - 50% wie Linalyl-Azetat ist für die
stark beruhigende, die Nerven ausgleichende Wirkung verantwortlich. Der wilde Berglavendel mit seiner hohen Inhalts-
stoffpalette hat einen höheren Estergehalt als der gezüchtete
Lavendel; 25 - 35% Monoterpeneole wie Linalol sorgen für die
hohe bakterizide, virizide, fungizide Wirkung.

Verdunstungszeit:
mittel

Psycho-physische Wirkungstendenzen:
Hilft bei Depressionen, Streß und Anspannung, sorgt für Ent-
lastung und erholsamen Schlaf; besänftigt, beruhigt und harmonisiert; ist wohltuend bei erhitztem Gemüt, schenkt inneren
Frieden und Zuversicht; entlastet und regeneriert den Kreis-
lauf. Dieses Öl gehört in die Hausapotheke, es hilft bei Ver-
brennungen und Insektenstichen.

Dosierung für Duftlampe/Aromastreamer:
Einzeln verwendet 2 bis 6 Tropfen, in Mischungen 1 bis 5 Tropfen. 1 bis 2 Tropfen auf einem Taschentuch oder Vlies, das auf das
Kopfkissen gelegt wird, sorgen für einen guten Schlaf. Als Alter-
native bietet sich der Duftstein, beträufelt mit 2 bis 3 Tropfen, an.

Räumliche Anwendungsbereiche:
Wohnzimmer, Schlafzimmer, Kinderzimmer, Meditationsraum,

Ruheraum, Schule, alle Räume, die der Entspannung und Erholung dienen.

Kombinationen mit:
Clementine, Cardamom, Douglasfichte, Edeltanne, Ho-Blätter, Kamille, Mandarine, Muskatellersalbei, Neroli, Orange, Riesentanne, Rose, Rosenholz, Weißtanne, Sandelholz, Zeder, Zirbelkiefer, Zitrone

▲ **Lemongrass** - *Cymbopogon citratus*
Pflanzenfamilie:
Süßgräser (Graminaceae)
Gewinnungsart des ätherischen Öls:
 Wasserdampfdestillation der Gräser
Spezielle Eigenschaften:
Frisch und hell wie ein junger Morgen; durch die kraftvoll sonnige Ausstrahlung ist der Duft des Lemongrassöls besonders für Morgenmuffel geeignet. Sind Konzentration und Klarheit gefragt, ist er wie eine kalte, frische Dusche. Lemongrass gibt verbrauchter Raumluft in kürzester Zeit wieder angenehme Frische und dient auch zur Vertreibung von Insekten.
Duftbeschreibung:
Scharf, spitz, zitronenartig, mit frischem, kühlem, kraftvollem und belebendem Grünton. In Mischungen bewirkt Lemongrass eine intensive, helle Duftstrahlung.
Biochemische Angaben:
Hoher Aldehydanteil, davon 70 - 85% Citral, deshalb ausgesprochen gut geeignet zur Raumdesinfektion, aktiviert und ionisiert die Raumluft; wirkt stark antiseptisch und auf das zentrale Nervensystem beruhigend.
Verdunstungszeit:
relativ kurz, kräftig
Psycho-physische Wirkungstendenzen:
Hilft bei Depressionen, wirkt Ängsten entgegen, stimmungsaufhellend; erfrischend, überwindet Müdigkeit und Konzentrationsschwäche, unterstützt die Denkfähigkeit.
Dosierung für Duftlampe/Aromastreamer/Luftzerstäuber:
Einzeln verwendet 1 bis 8 Tropfen, in Mischungen 1 bis 5

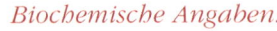

Tropfen; zur Steigerung der Konzentration 1 bis 2 Tropfen auf
ein Taschentuch, Vlies oder Duftstein geben. Für Raumsprays
ideal, bis 1 ml ätherisches Öl in Alkohol lösen (Kapitel Raumsprays)

Räumliche Anwendungsbereiche:
Alle privaten Räume, Toilette, Schränke, Auto.
In öffentlichen Räumen wie Büro, Fitneßraum, Sauna, Wartezimmer, Empfangsraum, Hotel, Restaurant, Seminar- und Konferenzraum, Schule, Krankenhaus.

Kombinationen mit:
Angelika, Basilikum, Douglasfichte, Edeltanne, Eisenkraut,
Grapefruit, Ho-Blätter, Koriander, Lavendel, Lavendin, Limette, Mandarine, Myrte, Muskatellersalbei, Neroli, Orange, Palmarosa, Petit Grain, Riesentanne, Rose, Rosenholz, Wacholder, Weißtanne, Sandelholz, Ylang-Ylang, Zeder, Zirbelkiefer,
Zitrone.

● **Muskatellersalbei** - *Salvia sclarea*
Pflanzenfamilie:
Lippenblütler (Labiateae)
Gewinnungsart des ätherischen Öls:
💧 Wasserdampfdestillation aus der blühenden Pflanze
Spezielle Eigenschaften:
Der Duft des Muskatellersalbei dient zur Erheiterung der Men-
schen, lenkt von negativen Gedanken ab und zeigt neue Le-
bensräume; er ist Nahrung und Freude für die Seele. Der Duft
wirkt durch seine schillernde Ausstrahlung besonders eupho-
risierend.
Duftbeschreibung:
Frisch-krautig, würzig, heuähnlich mit geharztem, weinartigen,
süßlichen Bouquet, leicht narkotische, animalische Ambranote
mit schillernder, strahlender Duftlebendigkeit.
Biochemische Angaben:
Sehr hoher Esteranteil (80%), davon 60 - 75% Linalyl-Azetat,
das eine stark harmonisierende, ausgleichende Wirkung hat.
Verdunstungszeit:
mittel

Psycho-physische Wirkungstendenzen:
Hilft bei Depressionen, baut Nerven und Psyche auf; vitalisiert, verjüngt, gibt Mut und Selbstvertrauen, gut gegen Angst und Melancholie; hilft schwierige Situationen zu überbrücken, wirkt entspannend bei Streß; fördert die sinnlichen Reize bei Männern und Frauen gleichermaßen.

Dosierung für Duftlampe/Aromastreamer/Luftzerstäuber:
Einzeln verwendet ist es fast ein zu strenger Duft, dann höchstens 2 bis 3 Tropfen. Sehr angenehm in Mischungen, 2 bis 5 Tropfen. Auf einen Duftstein 1 bis 2 Tropfen zusammen mit einem anderen Öl, z. B. Sandelholz, geben.

Räumliche Anwendungsbereiche:
Wohn- und Arbeitszimmer, Kinderzimmer, Flur, Bad, Büro, Seminar- und Konferenzraum, Restaurant, Wartezimmer, Empfangsraum, Hotelzimmer, Krankenhaus, Schule.

Kombinationen mit:
Basilikum, Bergamotte, Clementine, Eisenkraut, Geranie, Grapefruit, Ho-Blätter Jasmin, Koriander, Lavendel, Limette, Mandarine, Neroli, Sandelholz, Orange, Ylang-Ylang, Zeder, Zitrone, Zypresse.

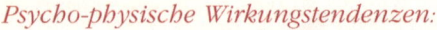 **Neroli** - *Citrus aurantium*

Pflanzenfamilie:
Rautengewächs (Rutaceae)

Gewinnungsart des ätherischen Öls:
Wasserdampfdestillation der Blüten; gehört zu den teuersten und kostbarsten ätherischen Ölen der Aromatherapie und Aromapflege, da für 1 Liter Neroliöl 1000 - 1200 kg Blüten benötigt werden.

Spezielle Eigenschaften:
Der Duft des Orangenblütenöls ist wie eine Quelle des Glücks, er erhellt die Herzen der Menschen. Im 17. Jahrhundert von der Prinzessin Nerola in die italienische Gesellschaft eingeführt, erhielt das Öl ihr zu Ehren den Namen Neroli.

Duftbeschreibung:
Süß, herb-bitter, lebhaft, kraftvoll, setzt strahlende Akzente in Raumduftmischungen.

Biochemische Angaben:
Sein hoher Esteranteil ist für die ausgleichende und stärkende Wirkungen auf die Nerven verantwortlich, deshalb als Notfallmedizin für die Aromatherapie unentbehrlich. Der Anteil an Monoterpene wirkt atmosphärisch reinigend und klärend.

Verdunstungszeit:
mittel bis kurz

Psycho-physische Wirkungstendenzen:
Starke emotionale Wirkung, Nerventonikum, wirkt antidepressiv, aufbauend, beruhigend, harmonisierend, stabilisierend und schlaffördernd; klassisches Mittel bei Schock, hilft bei Energieabfall, Leistungsschwäche, Prüfungsängsten; stärkt Selbstachtung und Selbstvertrauen; ideales Aphrodisiakum, lindert Liebeskummer.

Dosierung für Duftlampe/Aromastreamer/Luftzerstäuber:
Einzeln verwendet 1 bis 4 Tropfen, in Mischungen 1 bis 2 Tropfen. Das »Notfalltüchlein« können Sie mit 1 Tropfen auf einem Taschentuch oder Vlies immer bei sich haben. Im Krankenzimmer 1 bis 2 Tropfen auf den Duftstein geben.

Räumliche Anwendungsbereiche:
Alle privaten und öffentlichen Räume, vor allem, wenn hohe geistige Konzentration erforderlich ist.

Kombinationen mit:
Angelika, Bergamotte, Clementine, Douglasfichte, Eisenkraut, Grapefruit, Ho-Blätter, Jasmin, Kamille römisch, Koriander, Lavendel, Lemongrass, Limette, Melisse, Myrte, Rose, Rosenholz, Sandelholz, Vanille, Ylang-Ylang, Zeder, Zitrone.

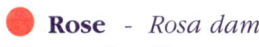 **Rose** - *Rosa damascena*

Pflanzenfamilie:
Rosengewächs (Rosaceae)

Gewinnungsart des ätherischen Öls:
 Wasserdampfdestillation oder die Extraktion mit chemischen Lösungsmitteln, davon erhält man ein Absolueöl der frischen Rosenblüten. (Siehe Kapitel: Wissenswertes über ätherische Öle) Rosenöle werden häufig gefälscht, deshalb besonders auf gute Qualität achten.

Spezielle Eigenschaften:

Der Duft der »Königin der Blumen«, sowohl im Orient wie im Oxident hoch geschätzt, berührt unser Herz wie kein anderer. Die Rose schenkt Zuversicht, ist Labsal für die Seele und Poesie für den Geist. Ihr Duft gilt seit Menschen Gedenken als Duft der Liebe, ihre Blüte ist Symbol für Schönheit und Weiblichkeit.

Duftbeschreibung:

Blumig, betörend, fein, honigartig, rosig, süß, einer der schönsten Blütendüfte für Mischungen.

Biochemische Angaben:

Besitzt über 400 Inhaltsstoffe und ist als Öl sehr ausgewogen. Der hohe Monoterpengehalt mit Citronellol von ca. 40% sorgt für bakterizide und immunstimulierende Wirkung. Alkohole, Säuren und Aldehyde stehen für eine große Bandbreite an Wirksubstanzen. Sie machen das Öl äußerst komplex in seinen Einsatzmöglichkeiten.

Verdunstungszeit:

lang bis mittel

Psycho-physische Wirkungstendenzen:

Ausgleichend, beruhigend, regulierend, harmonisierend; der Duft berührt uns tief in unserem Innersten, schenkt Liebe und Mitgefühl, Hingabe und Geduld, bringt wohltuenden, erholsamen Schlaf, hilft bei Enttäuschung, Liebeskummer, seelischem Schmerz, Trauer; zur Sterbebegleitung; wird als Aphrodisiakum eingesetzt.

Dosierung für Duftlampe/Aromastreamer/Luftzerstäuber:

Einzeln verwendet 1 bis 2 Tropfen. Zumeist in Mischungen eingesetzt, dann kann mit einer Pipette sehr fein dosiert werden, maximal 2 Tropfen. Der Duft eines »Rosengartens« begleitet Sie, wenn Sie 1 Tropfen auf ein Taschentuch, Vlies oder einen Duftstein geben.

Räumliche Anwendungsbereiche:

Alle privaten und öffentlichen Räume, Geburtszimmer, Kreissaal, Altenheim.

Kombinationen mit:

Bergamotte, Cardamom, Eisenkraut, Ho-Blätter, Kamille römisch, Koriander, Lavendel, Myrte, Muskatellersalbei, Neroli, Rosenholz, Sandelholz, Vanille, Ylang-Ylang, Zeder.

Wacholder - *Juniperus communis*

Pflanzenfamilie:
Zypressengewächs (Cupressaceae); ist die kleinste Konifere
Gewinnungsart des ätherischen Öls:
Wasserdampfdestillation der Zweige und Beeren, beim
Wacholderbeeröl nur der reifen Beeren

Spezielle Eigenschaften:
Der Duft des Wacholderöls schenkt Ausdauer und geistige
Klarheit, verleiht Kraft und Sammlung und unterstützt die Meditation. Im Volksmund hatte die Pflanze treffende Namen wie
Lebensbaum, Weihrauch- oder Feuerbaum und war das Desin-
fektionsmittel bei Epidemien; ist zugleich auch insektenabweisend.

Duftbeschreibung:
Aromatisch, fruchtig, grün-belebend, kraftvoll, ähnlich wie andere Nadelhölzer.

Biochemische Angaben:
80 - 85% Monoterpene, davon Alpha-Pinen und Beta-Mykren,
sind verantwortlich für die starke Reinigung der Luft; generell
stimulierend.

Verdunstungszeit:
kurz

Psycho-physische Wirkungstendenzen:
Psychisch aufbauend; bei erhitzten Debatten, bei Angst und
Engegefühlen läßt es tief durchatmen; geistig erfrischend und
stärkend, macht wach, unterstützt bei der Realisierung von
Ideen; fördert Meditation und Sammlung.

Dosierung für Duftlampe/Aromastreamer/Luftzerstäuber:
Einzeln verwendet 2 bis 5 Tropfen, in Mischungen 1 bis 4
Tropfen. Für Morgenmuffel ist ein Taschentuch mit 1 Tropfen
anregend, am Computerarbeitsplatz hilft ein Duftstein mit 1 bis
3 Tropfen; erfrischt auch bei Krankenhausgerüchen.

Räumliche Anwendungsbereiche:
Küche, Bad, Flur, Kinderzimmer, Wohn-, Eß- und Arbeitszimmer,
Schreibtisch, Gästezimmer. Alle öffentlichen Räume wie Büro, Fitneßraum, Sauna, Wartezimmer, Schule, Seminar- und Konferenzraum, Restaurant, Empfangsraum, Hotelzimmer, Krankenhaus.

Kombinationen mit:

Angelika, Basilikum, Bergamotte, Clementine, Douglasfichte, Edeltanne, Eisenkraut, Fichtennadel, Lavendel, Lavendin, Lemongrass, Limette, Mandarine, Minze, Myrte, Riesentanne, Weißtanne, Zeder, Zirbelkiefer, Zitrone, Zypresse.

■ ● **Zeder** - *Cedrus atlantica (Atlaszeder)*

Libanonzeder - Cedrus libani

Himalaya-Zeder - Cedrus deodora loud

Pflanzenfamilie:

Kieferngewächs (Pnaceae)

Gewinnungsart des ätherischen Öls:

💧 Wasserdampfdestillation der Holzspäne; das Öl wird oft mit Zypressengewächsen gefälscht und hat dann eine andere Wirkung.

Spezielle Eigenschaften:

Der Duft des Zedernöls vermittelt Souveränität, Wärme, Fülle, Kraft und Schutz. Er hat wie alle Nadelholzdüfte Einfluß auf die Bronchien und erinnert an einen erholsamen Waldspaziergang. Generell ist das Öl aus der Atlaszeder zu bevorzugen. Wie der Duft des Eukalyptus und der Zypresse ist auch der des Zedernöls insektenabweisend.

Duftbeschreibung:

Harzig, holzig, harmonisch-warm, weich, balsamisch.

Biochemische Angaben:

50% Sesquiterpene, davon 30% Sesquiterpenole wirken mikrobiozid, vermitteln allgemeine Stärkung; ein kleinerer Anteil Alpha-Cedren hat sedative, entzündungshemmende Wirkung.

Verdunstungszeit:

lang bis mittel

Psycho-physische Wirkungstendenzen:

Hilft bei Angst, Anspannung und Streß, wirkt harmonisierend, beruhigend; stützt und baut auf in ungewohnten Situationen, verleiht Stärke; bildet ein »persönliches Schutzschild«.

Dosierung für Duftlampe/Aromastreamer/Luftzerstäuber:

Einzeln verwendet 1 bis 4 Tropfen, gut geeignet für Mischungen, dann 1 bis 3 Tropfen. Auf Vlies oder Duftstein in Verbindung mit anderen Ölen 1 bis 2 Tropfen. Für den Raumspray ideal, bis 0,5 ml ätherisches Öl in Alkohl lösen (Kapitel Raumsprays)

Räumliche Anwendungsbereiche:
Alle privaten Räume wie Bad, Flur, Küche, Wohn-, Eß- und Arbeitszimmer, am Schreibtisch, Schlafzimmer, Kinderzimmer, Gästezimmer, Ruheräume. Alle öffentlichen Räume wie Büro, Fitneßraum, Sauna, Wartezimmer, Schule, Seminar- und Konferenzraum, Restaurant, Empfangsraum, Hotelzimmer, Krankenhaus.

Kombinationen mit:
Harmoniert mit allen ätherischen Ölen, besonders mit Bergamotte, Ho-Blätter, Lavendel, Rose, Rosenholz, Weißtanne.

▲ **Zitrone** - *Citrus limonum*

Pflanzenfamilie:
Rautengewächs (Rutacea)

Gewinnungsart des ätherischen Öls:
Expression (Kaltpressung der Schale); die beste Essenz kommt aus Sizilien, sie wird aber oft gestreckt und gepanscht.

Spezielle Eigenschaften:
Der Duft der Zitronenessenz steht für Frische, Klarheit und Sauberkeit, fördert Geistesblitze und Kommunikation. Die Gehirnforschung entdeckte, daß ihr Duft besonders den Mandelkern und den Hippokampus anregen. Versuche in Japan belegen, daß die Quote der Tippfehler bei Schreibkräften um über 50% sank, wenn die Raumluft mit Zitronenessenz beduftet wurde, außerdem reduzierten sich die Krankheitsausfälle.

Duftbeschreibung:
Frisch, fruchtig, kühl, lebendig, strahlend.

Biochemische Angaben:
90 - 95% Monoterpene wie Limonen (60 70%), daher die stark keimtötende und stimmungsaufhellende Wirkung, ideal zur Raumluftdesinfektion und -verbesserung.

Verdunstungszeit:
kurz

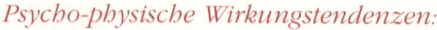

Psycho-physische Wirkungstendenzen:
Hilft bei Streß, Angst, Depressionen; fördert allgemein die Aktivität, geistiges »Lifting«, steigert die Konzentration, stärkt das Gehirn; Vorbeugung bei Grippe.

Dosierung für Duftlampe/Aromastreamer/Luftzerstäuber:
Einzeln verwendet 3 bis 10 Tropfen, in Mischungen zur Gedächtnissteigerung mit Basilikum empfehlenswert. Für unterwegs 1 Tropfen auf ein Taschentuch, zur Gedächtnisstütze 2 bis 3 Tropfen auf ein Vlies oder einen Duftstein geben. Für den Raumspray ideal, bis 1 ml Essenz in Alkohl lösen (Kapitel Raumsprays)

Räumliche Anwendungsbereiche:
Alle privaten Räume, Gästezimmer, Auto.
Alle öffentlichen Räume wie Büro, Fitneßraum, Sauna, Wartezimmer, Schule, Seminar- und Konferenzraum, Restaurant, Empfangsraum, Hotelzimmer, Krankenhaus.

Kombinationen mit:
Angelika, Basilikum, Bergamotte, Clementine, Cardamom, Douglasfichte, Edeltanne, Eisenkraut, Fichtennadel, Geranie, Grapefruit, Ho-Blätter, Jasmin, Koriander, Lavendel, Lemongrass, Limette, Mandarine, Myrte, Muskatellersalbei, Neroli, Orange, Palmarosa, Patchouli, Riesentanne, Rose, Rosenholz, Sandelholz, Weihrauch, Weißtanne, Ylang-Ylang, Zeder, Zimt, Zirbelkiefer.

SIEBENUNDZWANZIG KURZE DUFTMONOGRAPHIEN

■ ● Angelika
Vermittelt Vitalität, fördert Durchhaltevermögen, ist abwehrsteigernd. Stärkungsmittel bei Schwächezuständen.
Geeignet für private Räume und Krankenzimmer.

● ▲ Cardamom
Verleiht bei Antriebsschwäche wieder neuen Schwung; wärmender, erotisierender Duft, ist ausgleichend, aromatisch. Für Antistreß- und sinnliche Mischungen.
Eher für private Räume geeignet.

▲ ● Clementine
Antidepressiver, erheiternder, harmonisierender, von Kindern sehr geliebter Duft; ist eine gute Lernhilfe für sie. Wenn die Begeisterung der Kleinen keine Grenzen mehr kennt, bändigt sie der Duft der Clementine. Sehr gut geeignet für Raumsprays.
Für private und öffentliche Bereiche, Schule, gut geeignet für Raumsprays.

● ▲ Fichtennadel
Typischer Nadelholzduft, ideal zur Ionisierung der Raumluft, gut für die Atemwege; klärt, reinigt und fördert die Ausdauer.
Wohnbereich, Arbeitszimmer, Fitneßbereich, Hotel, Rezeption, Seminar- und Konferenzraum, Sauna, gut geeignet für Raumsprays.

● ▲ Edeltanne
Einer der edelsten Koniferendüfte, ähnelt stark der Weißtanne, angenehm balsamisch.
Eignet sich gut zur Raumbeduftung bei verbrauchter Luft in Krankenzimmern, in Geschäftsräumen und öffentlichen Gebäuden.

● Jasmin

Sinnlich inspirierender, intensiver, narkotisierender Blütenduft; sehr stark, deshalb ist eine geringe Dosierung erforderlich. Klassisches Aphrodisiakum und Antistreßöl. Eher für private Räume geeignet.

■ ● Ho-Blätter

Balsamischer, blumiger, süß-würziger Duft, wirkt antidepressiv, entspannend, ausgleichend, positivierend, leicht anregend, gut gegen Streß. Geeignet für private und öffentliche Räume.

● Kamille römisch

Ausgleichende, besänftigende, beruhigende Wirkung; macht flexibel bei Ärger und Streß; besonders in Verbindung mit Lavendel schlaffördernde Eigenschaften. Für private wie öffentliche Räume geeignet.

● ▲ Koriander

Aromatischer, warmer, leicht blumiger und erotisierender Duft; stärkt und gleicht aus bei Reizbarkeit; Antistreßmittel, Zwischennote für Raumduftmischungen.

▲ Mandarine

Frischer, fruchtiger, süßer Duft; bekannte und beliebte Essenz bei Kindern und Erwachsenen; hilft bei Angst, Streß, Konzentrationsschwäche, Reizbarkeit, Schlaflosigkeit und Verspannungen. Wenn die Begeisterung der Kinder über die Stränge schlägt, können sie damit gebändigt werden. Harmonisiert die »Atmosphäre« in privaten und öffentlichen Räumen.

● Melisse

Beruhigender, erfrischender, krautiger Duft; ausgleichend, abwehrsteigernd, beruhigend, harmonisierend, nervenstärkend, schenkt beruhigenden Schlaf in Kombination mit Lavendel, sehr feines, wertvolles Öl.

In Mischungen gut zum Entspannen im Schlafzimmer und in öffentlichen Räumen.

● ▲ Myrte

Wirkt klärend und stärkend zugleich, erfrischend, aufbauend, Atmung anregend; gut in Erkältungszeiten, bei Selbstzweifeln, Mutlosigkeit, löst innere Verhärtungen. Besonders sanft und wohltuend ist das Andenmyrtenöl. Paßt gut zu Rosenöl.
Alle privaten und öffentlichen Räume.

▲ Orange

Frischer, heiterer, belebender, antidepressiver, warmer, konzentrationsfördernder und das Herz erfreuender Duft; Kinder mögen die Orangenessenz sehr; hilft gut gegen Streß.
Für alle privaten und öffentlichen Räume geeignet.

■ ● Patchouli

Typisch orientalischer Duft; der holzige, kampfrig-rauchige und erdige Grundton erfreut sich noch heute großer Beliebtheit in orientalischen Duftmischungen; sinnlich stimulierend.
Eher für private Räume.

▲ Pfefferminze

Frischer, heller, minziger Duft; fördert enorm die Konzentrationsfähigkeit, äußerst erfrischend mit stark belebender Wirkung; einmassiert auf Nacken und Stirn lindert es Kopfschmerzen.
Bei Antriebslosigkeit und geistiger Müdigkeit im Auto und am Arbeitsplatz; geeignet bei Prüfungen.
Gut für alle privaten und öffentlichen Räume.

● ▲ Riesentanne

Harziger, holziger Grundton; wirkt atmungsaktivierend, klärend, stärkend bei emotionaler Labilität; bringt verbesserte, ionisierte Raumluft, gut für Raumsprays mit anderen Nadelhölzern (wie Douglasfichte, Zirbelkiefer) oder Zitrusessenzen.
Alle privaten und öffentlichen Räume.

■ ● Rosenholz

Mit seinem rosenähnlichen, holzig-süßen Hintergrund wirkt der Duft ausgesprochen ausgleichend bei Reizbarkeit, Nervosität und Streß. Leicht erotisierend, sinnlich stimulierend; vermittelt und verbindet. Für den privaten Bereich, im öffentlichen Bereich eher auf Ho-Blätter und Linaloeholz zurückgreifen.

▲ Rosmarin

Frischer, klarer, krautiger Duft; klassische Unterstützung bei geistiger Arbeit, stimuliert die mentale Ebene, fördert Klarheit, Konzentration und verbessert das Erinnerungsvermögen, macht frisch und wach. Typischer Duft für den Tagesbeginn, kreislaufanregend, aktivierend. Vorsicht in der Schwangerschaft: nicht in den ersten Monaten verwenden!
Alle privaten und öffentlichen Räume.

■ ● Sandelholz

Samtiger, holziger, weicher Duft. Gegen Anspannung, Aggression, Überreizung und Streß, aktiviert und beruhigt zugleich; ist erotisierend, für sinnliche Duftkompositionen vor allem im privaten Bereich wunderbar geeignet; in öffentlichen Räumen gut bei Anspannung, Streß.

■ Vanille

Der süß-balsamische Duft besänftigt bei Streß, Ärger, Unsicherheit oder Zorn, gleicht die Psyche aus, positiviert, schenkt heimeliges, nährendes Gefühl. Wird vielfach in Duftmischungen für private Räume eingesetzt.

■ Vetiver

Der lang anhaltende holzig-würzige Geruch, der einen erdigen Grundton hat, unterstützt die Regeneration, verbessert die Raumluft und vertreibt Insekten. Das Flechtwerk der Vetiverwurzeln wurde gerne zu Körben und Paravents verarbeitet. In der Duftlampe muß das zähe Öl mit Alkohol oder Jojobaöl verdünnt und dann auf die Wasseroberfläche geträufelt werden. Eher für private Räume geeignet.

■ Weihrauch

Aufbauend, stärkend, hilft zur Tiefenentspannung; das Schutzöl hat eine zentrierende Wirkung, klärt und stützt bei Meditationsübungen.
In privaten und öffentlichen Räumen geeignet.

●▲ Weißtanne

Von den Nadelholzölen ist es eines der schönsten. Den Duft kennen wir vom Weihnachtsbaum; er fördert mentale Denkprozesse und unterstützt die Atmungsorgane, wirkt anregend und belebend auf Körper und Geist, eignet sich gut für die Inhalation bei Erkältungskrankheiten.
Ideal zur Raumbeduftung von Arbeits- und Wohnzimmer, auch in öffentlichen Räumen wie Eingangsbereich, Geschäft, Sauna, Hotel, Krankenhaus.

● Ylang-Ylang

Wird »Blume der Blumen« genannt; intensiver, narkotisierender, üppiger, leicht jasminartiger Blütenduft. Der aphrodisierende Duft hat durch die Endorphinausschüttung, die im Gehirn ausgelöst wird, eine stark stimmungsaufhellende Wirkung. Das Gleiche gilt für Grapefruit, Jasmin und Rose; läßt sich daher auch gut mit diesen Ölen kombinieren. Hilft bei nervlicher Anspannung, Streß und mangelndem Selbstbewußtsein. Gut für kreative oder sinnliche Raumduftmischungen.

■● Zimt

Warmer, süß-herber, an Nelke erinnernder Duft, der anregend und beruhigend zugleich wirkt; harmonisierend, wärmend, hilft auch bei Gefühlskälte, öffnet die Sinne, fördert die Kreativität, erotisiert. Beliebter Raumduft in der Winterzeit in Kombination mit Orange und anderen Zitrus- oder Nadelholzölen. Zimt, Pfeffer, Nelke und Muskatnuß gehören unter den indischen Gewürzen zu den ältesten. Passend in weihnachtlichen Mischungen mit Gewürzölen und Fruchtessenzen.
Für private und öffentliche Räume geeignet.

● ▲ Zirbelkiefer

Frischer, an Bergluft erinnernder Holzduft; dem einen oder anderen von den »Arven- oder Zirbenstuben« bekannt. Schenkt Ausdauer, Lebenswillen; hilft, sich auf das Wesentliche zu besinnen, bringt Stärke und einen freiheitlichen Geist. „Atmosphärisch" klärend, vor allem bei Zigarettenrauch, Essensgeruch, und bei sogenannter »dicker« Luft.

Die keimtötende Wirkung ist für Warteräume, Behandlungsräume, Krankenzimmer, Schule und andere öffentlichen und privaten Räume gerade in Grippezeiten besonders geeignet.

● Zypresse

Ein der Kiefer ähnlicher Holzduft; richtet auf, hält zusammen und tröstet; stärkt angegriffene Nerven; hilft, Schwerpunkte im Leben zu setzen oder die Konzentration auf das Wesentliche zu richten.

Verbessert Raumluft im privaten und öffentlichen Bereich.

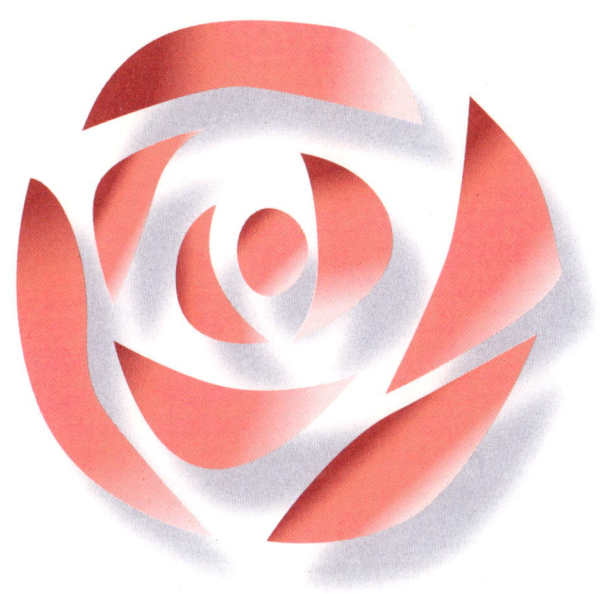

RAUMBEDUFTUNG

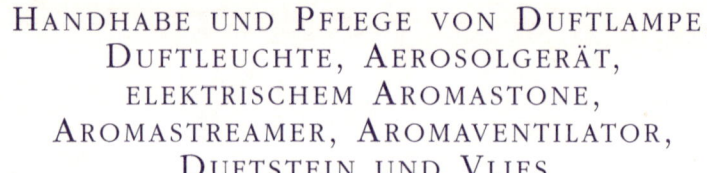

Handhabe und Pflege von Duftlampe, Duftleuchte, Aerosolgerät, elektrischem Aromastone, Aromastreamer, Aromaventilator, Duftstein und Vlies

Das wachsende Interesse in den letzten Jahren an der Aromatherapie und der verstärkte Einsatz ätherischer Öle brachten der Duftlampe einen populären Platz in unseren Lebensräumen ein. Sie gehört mit zu den schönsten Möglichkeiten, reine Pflanzendüfte anzuwenden und trägt damit zur verbesserten Wohnqualität bei. Beim Duftambiente "riechen" die Augen geradezu mit, denn für den modernen Menschen spielt das harmonische Zusammenwirken von Licht, Farbe, Form und Duft eine wichtige Rolle. Mittlerweile werden Duftlampen aus den verschiedensten Materialien hergestellt: Keramik, Glas, Alabaster und sogar Metall, das allerdings wegen seiner Oxidationseigenschaft für ätherische Öle nicht geeignet ist. Ausgefallene Duftlichtobjekte finden mehr und mehr Liebhaber, da sie das Gesamtbild der ästhetischen Raumgestaltung verschönern.

Duftlampe

Die Duftlampe ist die beliebteste Art, ätherische Öle verdampfen zu lassen. Sie kann entweder elektrisch oder mit einem Teelicht betrieben werden, dann aber sollte die Wasserschale gut vertieft sein. Der Abstand zwischen Teelicht und Wasserschale muß, vom Hersteller, optimal ausgetestet sein und darf auf keinen Fall zu klein sein (Teelichte brennen etwa vier Stunden, manche sogar bis zu acht Stunden). Sonst ist die Betriebstemperatur zu hoch und die wunderbar erfrischenden Zitrusöle »cracken«, das heißt sie oxidieren und unangenehme,

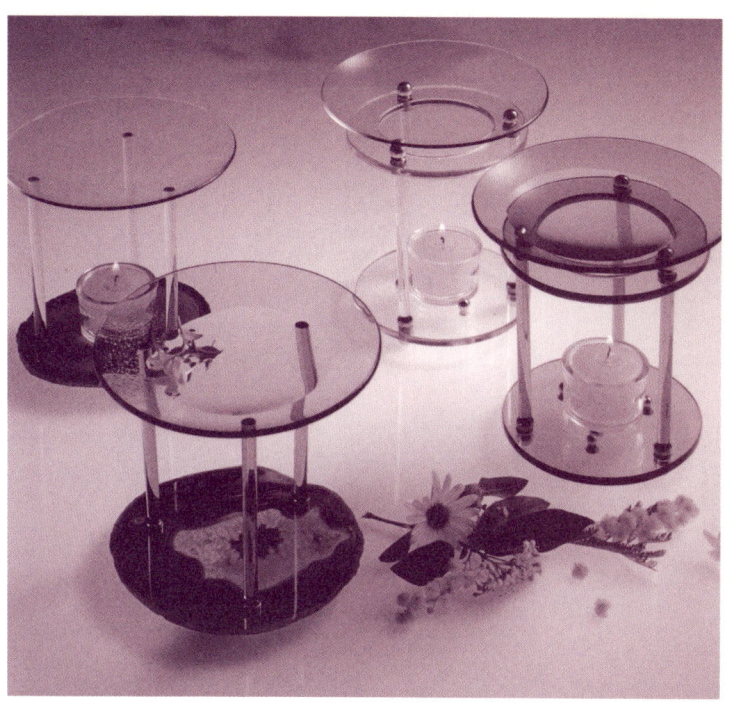

fast brenzlig riechende Gerüche entstehen. Wichtig ist eine schonende Verdampfung der ätherischen Öle.

☞ Diese dürfen in der Schale niemals köcheln oder gar kochen Füllen Sie die Verdunsterschale mit genügend Wasser und tropfen Sie ca. 5 bis 10 Tropfen des ätherischen Öls auf die Wasseroberfläche, die Verdunstung erfolgt dann zwischen 1,5 bis 3 Stunden.

Pflege: Sie haben länger Freude an Ihrer Duftlampe, wenn sie nach Gebrauch sofort gereinigt wird, eventuell mit etwas Alkohol. Mit der Zeit entstehen ansonsten unangenehme Duftverwischungen, und die gewünschte Wirkung bleibt aus. Hartnäckige Rückstände und verharzte Schichten können in Brennspiritus eingeweicht, gewaschen und mit Haushaltspapier ausgerieben werden. Bleiben dennoch lästige Kalkränder zurück, kann die Wasserschale zusätzlich in Essig eingeweicht werden.

Duftlichtobjekte

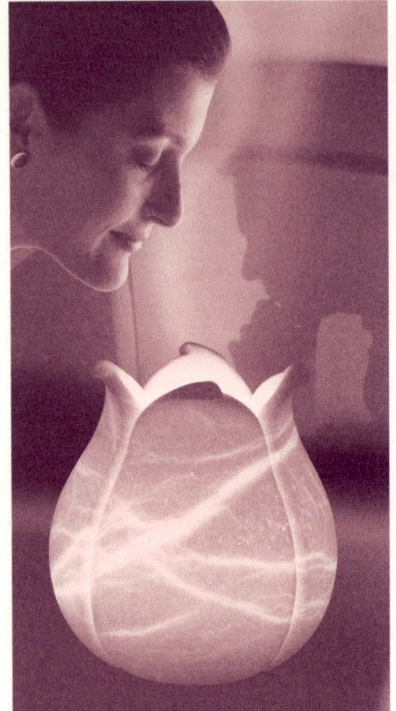

Formschöne Duftleuchten als Wohnambiente und sogenannte Designerleuchten gibt es in vielen Materialien und unterschiedlichen Preisklassen. Die vielleicht edelsten Duftlichtobjekte sind aus transparentem Alabaster («Gefäß der Göttin Ebaste»). Sie beeindrucken als ästhetischer Blickfang und knüpfen an eine jahrtausendealte Tradition aus dem antiken Ägypten: In den Grabkammern der Pharaonen wurden viele der schönsten Skulpturen und Salbgefäße aus Alabaster gefunden.

Alabaster ist vor vielen Millionen von Jahren in den Wasserblasen, die durch den Rückzug des Meeres im felsigen Gestein zurückgeblieben sind, entstanden. Das im Alabaster enthaltene Kristallwasser verleiht ihm seine faszinierende Transparenz und schafft ein besonderes Licht, ähnlich dem sanften, sinnlichen Mondlicht. Die unterschiedlichen Maserungen und Strukturen des Steins machen jede Alabasterleuchte zu einem Unikat.

Beim Kauf der Duftleuchten und Duftlichtobjekte sollten Sie darauf achten, daß Glühbirne und Wasserbehälter genügend Abstand haben. Die Wärmequelle läßt Wasser und Öl verdunsten, das heißt, die Raumluft wird mit Hilfe winzigster Öl-Wasserdampf-Partikel versetzt.

Pflege: siehe Duftlampe.

66

Elektrischer Aromastone

Das erhöhte, tellerähnliche Gerät besticht weniger durch seine Formschönheit als durch seine Praktikabilität. Der Aromastone hält konstant eine Betriebstemperatur von 36 Grad, weshalb er nur eine verhältnismäßig kleine Wasserschalenvertiefung benötigt. Bei dieser optimal schonenden Temperatur werden die Ölpartikel der empfindlichen Zitrus- oder Koniferenöle nicht »aufgecrackt«, es findet eine feine Raumbeduftung bei ca. Zimmertemperatur statt. Der Aromastone ist beliebt in Krankenhäusern und Kinderzimmern (da keine offene Flamme) und ein idealer Begleiter für unterwegs.
Pflege: Die Wasserschalenvertiefung sofort nach Gebrauch mit Alkohol reinigen, bei hartnäckigen Rändern wie bei der Duftlampe vorgehen.

Aerosolgerät, Diffuseur und Zerstäuber

Die Feinvernebelung der reinen ätherischen Öle findet bei diesen Geräten, die alle nach dem gleichen Prinzip funktionieren, ohne Hitze- und Wasserzufuhr statt. Die Öle werden kalt zerstäubt und daher besteht keine Oxidationsgefahr. Sie sind in Frankreich sehr bekannt und werden dort in der Aromatherapie eingesetzt.

Aerosolgerät, Diffuseur und Zerstäuber sind sinnvoll zur schnellen Aromatisierung, Regenerierung und Verbesserung der Raumluft. Die Beduftung geschieht innerhalb weniger Minuten auch für große Räume, allerdings sind die Geräte nicht für den Dauerbetrieb gedacht.

Die Geräte bestehen aus einer einfachen Pumpe und einem Glaszerstäuber. Bitte stellen Sie die Pumpe nicht auf leicht schwingende Unterlagen, der erhebliche Geräuschpegel dieser Geräte wird dadurch noch erhöht. Der Glasaufsatz ist ein mundgeblasener Glaszerstäuber, der sofort nach Gebrauch mit Alkohol gereinigt werden muß, damit die feinen Düsen nicht verstopfen.

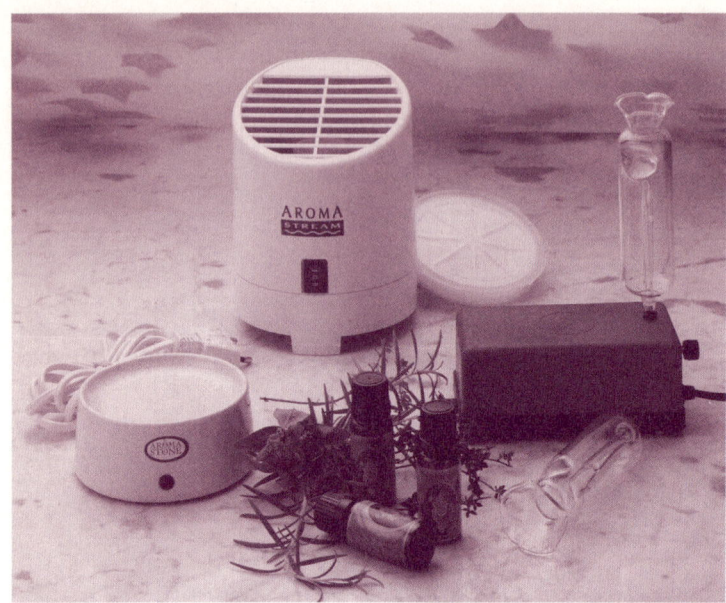

Aromastreamer, Aromaventilator

Der Aromastreamer und der Aromaventilator eignet sich gut
für die schnelle und effektive Raumbeduftung von großen
Räumen und ist ideal für den Dauerbetrieb. Ihr Vorteil ist, daß
sie keine Wärmequelle haben und der Geräuschpegel sehr ge-
ring ist, im Gegensatz zu den Diffuseuren.

Der Aromastreamer enthält eine Kartusche, die in Felder
eingeteilt ist. In diese Felder werden je nach Raumgröße 2 bis
10 Tropfen des ätherischen Öls oder der Raumduftmischung
geträufelt. Über einen kleinen Ventilator werden die Öle direkt
mit der Raumluft verwirbelt und sind bereits in wenigen Se-
kunden im Raum zu riechen. Durch eine Stufenschaltung kann
zwischen fein, kräftig, schnell oder langsam gewählt werden.
Pflege: Sie sollten in die verschiedenen Felder der Kartusche
jeweils nur eine bestimmte Duftmischung geben. Die Kartusche ist dadurch länger haltbar, muß aber nach einiger Zeit
ausgetauscht werden.

Duftsteine aus Terrakotta und Duftvliese

Diese praktischen Verteiler sind hervorragend geeignet, kleine Räumlichkeiten wie Schränke, WC, Ablage beim Bett, Schreibtischplatz, Kinderzimmer, Autoinnenraum oder Wohnmobil zu beduften. Ein weiterer Vorteil der Duftvliese ist, daß sie in jede Handtasche passen und somit immer einsatzbereit sind.

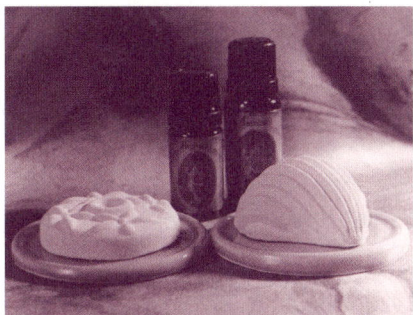

Pflege: Möglichst immer denselben Duft oder dieselbe Duftmischung verwenden. Der Terrakottastein kann im Backrohr bei 180 Grad ausgebrannt werden. Das Duftvlies sollte regelmäßig ausgewechselt werden.

Duftholz-Kugeln und -Figuren

Augenweide und Duftoase zugleich bilden gestalterisch in schönen Glasschalen arrangierte duftende Holzkugeln. Sie eignen sich für öffentliche Räume, Empfangsplätze, Hotels, Fensterbänke, Nischen und Toiletten. Gesehen habe ich diese duftenden Gestaltungselemente auf Sylt bei Etoile und war begeistert.

Herstellung: Ein durchsichtiges und dekoratives Glas zum verschließen, das für ein bis zwei Liter Fassungsvermögen ausgerichtet ist, wird mit verschiedenen Holzfiguren gefüllt und zum Beispiel mit einem Liter Blutorangenöl aufgefüllt. Gut verschlossen ruhen die Figuren ca. eine Woche, bis sie wohlduftend zu verschiedensten Duftarrangements eingesetzt werden.

Beliebte Mischungen können auch 200 ml Lemongrass variiert mit 500 ml Limette sein. Mit den Mengen sehen Sie schon, daß es sich hier um Vorschläge für große Räume handelt. Selbstverständlich sind diese duftgestalteten Holzmodels auch für kleinere Mengen ausgerichtet, zum Beispiel 50 ml Orange und 50 ml Mandarine oder Holzdüfte wie Weißtanne und Orange gemischt. Viele weitere Variationen sind möglich – Ihrer Phantasie sind keine Grenzen gesetzt.

Pflege: Sind ihre Holzkugeln ausgeduftet, können sie jederzeit nachbeduftet werden, indem Sie sie wieder in das mit ätherischen Ölen gefüllte Schraubglas geben. Diese Anwendungsform ist sehr geschickt für großen Beduftungsbedarf.

DIE RICHTIGE DOSIERUNG

Ätherische Öle haben die Fähigkeit die Luft zu ionisieren, das heißt sie lebendiger zu machen und aufzufrischen. Ein positives Mikroklima wirkt belebend, regenerierend und revitalisierend auf unseren Organismus. Solange Sie noch wenig Erfahrung im Umgang mit ätherischen Ölen haben, sollten Sie sich an die vorgegebenen Rezepturen halten. Mit der Zeit lernen Sie die Wirkungen besser kennen und können Ihre Experimentierfreude spielen lassen.Generell gilt der Grundsatz:

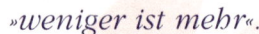

»weniger ist mehr«.

Da die Wirkung der ätherischen Öle länger als die bewußte Wahrnehmung anhält, sollten Sie nicht permanent die Raumluft beduften, sondern lieber stundenweise Impulse setzen.

• Kurz schwingende Duftnoten können höher dosiert werden: 3 bis 10 Tropfen in einer Mischung bei einer Raumgröße von 20 qm.

• Mittel schwingende Duftnoten werden fein dosiert: 1 bis 5 Tropfen in einer Mischung bei einer Raumgröße von 20 qm.

• Lang schwingende Duftnoten werden äußerst sparsam in der Raumbeduftung eingesetzt: 1 bis 3 Tropfen in einer Mischung bei einer Raumgröße von 20 qm.

• Generelle Regel: Bei einer Raumgröße von 20 qm sollten insgesamt nicht mehr als 10 Tropfen aller drei Duftnoten eingesetzt werden.

• Die Wahl der ätherischen Öle hängt von Ihren persönlichen Vorlieben ab. Lassen Sie sich von Ihrer Nase leiten! Alle Düfte, die Ihnen gefallen, verbessern Ihr Wohlbefinden, meistens aber empfindet man Duftmischungen als angenehmer. Komplexe Öle wie die Rose oder Iris mit ihren vielfältigen Inhaltsstoffen bilden eine Ausnahme.

Machen Sie die Duftprobe! Nehmen Sie einen Riechstreifen und geben Sie einen Tropfen des ätherischen Öls darauf. Warten Sie kurz und fächeln dann wie die Parfümeure den Duftstreifen mit etwas Abstand vor Ihrer Nase hin und her. Viele Öle sind erst in entsprechenden Mischungen angenehm. Sie können auch direkt am Fläschchen riechen, sollten aber dabei etwas Abstand halten.

• Entscheiden Sie immer intuitiv – vielleicht gefällt Ihnen ein Duft obwohl er Ihnen aufgrund der Beschreibung in der Duftmonographie gar nicht zugesagt hat. Düfte, die Sie heute bevorzugen, sind Sie möglicherweise in wenigen Wochen wieder überdrüssig. Je mehr Sie sich mit Naturdüften beschäftigen, um so mehr Erfahrung und Unterscheidungsfähigkeit bekommen Sie. Lassen Sie sich von Ihrer Nase (ver-)führen!

• Die einfachste Methode, ätherische Öle einzusetzen, sind Vlies, Taschentuch oder Duftstein (1 oder 2 Tropfen genügen) - ideal auch für die Reise und unterwegs.

☞ Wichtig: Vermeiden Sie ständig neue Dosierungen und wechseln Sie nicht zu häufig die Duftmischungen im Laufe eines Tages. Übertreiben Sie nicht die Beduftung der eigenen vier Wände, drei bis fünf Stunden am Tag sollten ausreichen. Dauernde Raumbeduftung mit unterschiedlichen Mischungen in den einzelnen Räumen, und zu hohe Dosierungen können Kopfschmerzen und Übelkeit hervorrufen.

7

RAUMDUFTMISCHUNGEN - RAUMPARFÜMS FÜR IHRE UMGEBUNG

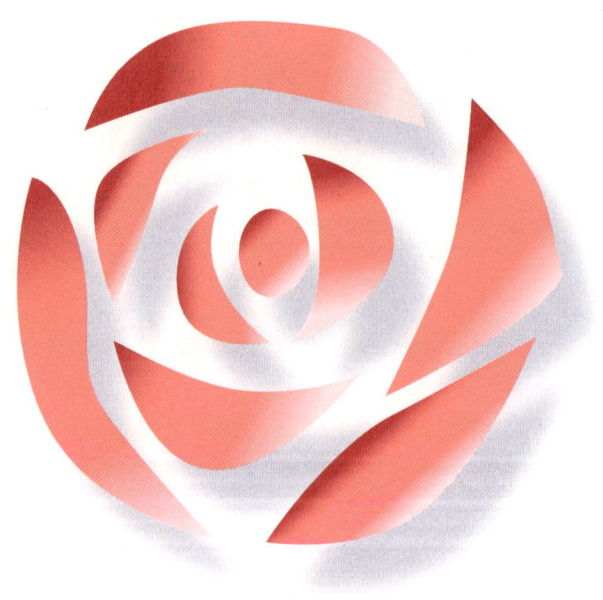

»Ein Parfüm ist der Atem des Himmels.«
Victor Hugo

DUFTMISCHUNGEN UND ÄTHERISCHE ÖLE FÜR DEN WOHNBEREICH

Bergamotte, Cardamom, Clementine, Edeltanne, Eisenkraut, Fichtennadel, Douglasfichte, Grapefruit, Honig, Jasmin, Koriander, Lavendel, Limette, Lemongrass, Melisse, Myrte, Neroli, Petit Grain, Pfefferminze, Riesentanne, Rosmarin, Rose, Wacholder, Weißtanne, Zimt, Zirbelkiefer, Zitrone.
Die Mischungen beziehen sich auf Raumgrößen bis 20 qm.

Guten-Morgen-Frische

Wacholder	2 Tropfen
Rosmarin	3 Tropfen
Eisenkraut	3 Tropfen

Relaxing

Sandelholz	2 Tropfen
Patchouli	1 Tropfen
Ylang-Ylang	1 Tropfen
Orange	3 Tropfen

Fit for Activity

Edeltanne	2 Tropfen
Riesentanne	2 Tropfen
Weißtanne	2 Tropfen
Bergamotte	2 Tropfen

Aktive Tagesmischung

Zirbelkiefer	3 Tropfen
Douglasfichte	3 Tropfen
Petit Grain	3 Tropfen

Waldluft

Vetiver	1 Stab
Zeder	2 Tropfen
Edeltanne	2 Tropfen
Weißtanne	3 Tropfen

Energieschub

Pfefferminze	3 Tropfen
Riesentanne	1 Tropfen
Limette	3 Tropfen

Blaues Band

Myrte	1 Tropfen
Weißtanne	2 Tropfen
Neroli	1 Tropfen
Eisenkraut	3 Tropfen

Zitronenfrisch

Koriander	1 Tropfen
Lemongrass	1 Tropfen
Limette	3 Tropfen
Zitrone	4 Tropfen

Bergluft

Zeder	2 Tropfen
Zirbelkiefer	2 Tropfen
Myrte	1 Tropfen
Douglasfichte	1 Tropfen
Grapefruit	2 Tropfen

Abendstimmung

Ho-Blätter	3 Tropfen
Neroli	2 Tropfen
Rose	1 Tropfen
Koriander	1 Tropfen

DUFTMISCHUNGEN UND ÄTHERISCHE ÖLE FÜR SINNLICHE STUNDEN

Bergamotte, Cardamom, Geranie, Grapefruit, Jasmin, Ho-Blätter, Koriander, Muskatellersalbei, Neroli, Orange, Patchouli, Rose, Rosenholz, Sandelholz, Ylang-Ylang, Vanille, Vetiver, Zimt.

Emotionale

Patchouli	2 Tropfen
Ylang-Ylang	2 Tropfen
Geranie	1 Tropfen
Bergamotte	2 Tropfen

Amore

Sandelholz	3 Tropfen
Jasmin	1 Tropfen
Grapefruit	3 Tropfen

Gül-Bül-Bül

(türkisch: Rose-Nachtigall)

Rosenholz	3 Tropfen
Rose	2 Tropfen
Neroli	3 Tropfen

Rendezvous

Vanille	3 Tropfen
Cardamom	2 Tropfen
Orange	2 Tropfen

Pan-Aroma

Sandelholz	2 Tropfen
Vetiver	1 Tropfen
Koriander	1 Tropfen
Muskatellersalbei	2 Tropfen
Neroli	2 Tropfen

Aphrodites Garten

Ho-Blätter	2 Tropfen
Cardamom	1 Tropfen
Ylang-Ylang	2 Tropfen
Muskatellersalbei	2 Tropfen
Neroli	1 Tropfen
Grapefruit	3 Tropfen

Duftmischungen und ätherische Öle zur Meditation und zum Abschalten

Myrrhe, Rosenholz, Sandelholz, Styrax, Weihrauch, Zeder.

Meditationsmischung I

Weihrauch	3 Tropfen
Sandelholz	1 Tropfen
Weißtanne	1 Tropfen

Meditationsmischung II

Myrrhe	2 Tropfen
Styrax	1 Tropfen
Weihrauch	2 Tropfen

Beruhigung des Geistes

Sandelholz	2 Tropfen
Zeder	3 Tropfen

Kontemplation

Zeder	4 Tropfen
Rosenholz	2 Tropfen
Geranie	2 Tropfen

Duftmischungen und ätherische Öle gegen geistige Erschöpfung

Douglasfichte, Eisenkraut, Melisse, Neroli, Rosmarin, Weißtanne, Zirbelkiefer, Zitrone.

Stärkung I

Weißtanne	3 Tropfen
Melisse	2 Tropfen

Stärkung II

Rosmarin	2 Tropfen
Eisenkraut	3 Tropfen
Zitrone	2 Tropfen

Duftmischungen und ätherische Öle zur Nervenstärkung und Streßreduktion

Angelika, Bergamotte, Geranie, Grapefruit, Ho-Blätter, Lavendel fein, Melisse, Muskatellersalbei, Myrte, Neroli, Rose, Rosenholz, Sandelholz, Vanille, Vetiver, Weihrauch, Zedernholz, Zimt, Zitrone.

Anti-Streß

Vetiver	1 Tropfen
Muskatellersalbei	2 Tropfen
Zitrone	5 Tropfen

Die Mischung kann variiert werden, indem man nur 2 Tropfen Zitrone nimmt und zusätzlich 3 Tropfen Grapefruit.

Streßblocker

Angelika	3 Tropfen
Zeder	2 Tropfen
Muskatellersalbei	1 Tropfen
Bergamotte	3 Tropfen

Nervenbalsam

Angelika	2 Tropfen
Rose	1-2 Tropfen
Jasmin	1 Tropfen
Grapefruit	4 Tropfen

DUFTMISCHUNGEN UND ÄTHERISCHE ÖLE GEGEN ANTRIEBSLOSIGKEIT, DEPRESSION UND ZUR STIMMUNGSHEBUNG

Basilikum, Bergamotte, Cardamom, Douglasfichte, Eisenkraut, Grapefruit, Geranie, Ho-Blätter, Jasmin, Kamille römisch, Koriander, Lavendel fein, Melisse, Muskatellersalbei, Myrte, Neroli, Orange, Petit Grain, Rose, Rosenholz, Sandelholz, Weihrauch, Ylang-Ylang, Zedernholz, Zimt, Zitrone.

Relax

Rosenholz	3 Tropfen
Rose	2 Tropfen
Petit Grain	2 Tropfen

Schutzbedürfnis

Zeder	4 Tropfen
Melisse	3 Tropfen
Bergamotte	2 Tropfen

Wohltat

Sandelholz	2 Tropfen
Cardamom	2 Tropfen
Rose	1 Tropfen
Myrte	2 Tropfen

Aufmunterung

Weißtanne	3 Tropfen
Neroli	2 Tropfen
Petit Grain	4 Tropfen

Duftmischungen und ätherische Öle gegen Zigarettenrauch und schlechte Luft

Douglasfichte, Fichtennadel, Latschenkiefer, Lemongrass, Myrte, Riesentanne, Wacholder, Weißtanne, Zirbelkiefer, Zitrone.

Anti-Rauch
Zirbelkiefer	5 Tropfen
Myrten	3 Tropfen
Zitronen	2 Tropfen

Weg mit dem Muff
Koriander	2 Tropfen
Weißtanne	5 Tropfen
Douglasfichte	3 Tropfen

Rauchfrei
Zirbelkiefer	4 Tropfen
Wacholder	3 Tropfen
Douglasfichte	2 Tropfen

Frisch & Klar
Lemongrass	4 Tropfen
Latschenkiefer	2 Tropfen
Myrte	3 Tropfen

Duftmischungen und ätherische Öle in der Erkältungszeit

In Ansteckungszeiten helfen ätherische Öle die Gesundheit zu erhalten und Krankheiten vorzubeugen. Zur Raumdesinfizierung können Sie in der Duftlampe über einen Zeitraum von ein bis zwei Stunden folgende Öle verdunsten lassen: Angelika, Eukalyptus globulus, Eukalyptus citriodora, Lavendel, Minze, Myrte, Ravensara, Tea-Tree, Thymian, Wacholder, Zirbelkiefer und Zitrone. Zur Stärkung des Immunsystems eignen sich auch Inhalationen. Wenn das Zimmer nach Zitrone, Pfefferminze, Eukalyptus, Myrte oder Zirbelkiefer duftet, stellt sich bei Erkältung und Schnupfen schnell das Gefühl ein, leichter und tiefer durchatmen zu können.

☞ Vorsicht bei Kindern! Nehmen Sie nur die halbe Dosierung und immer die mildesten ätherischen Öle wie Eukalyptus citriodora, Thymian weiß oder Myrte Anden.

Variante I		Variante II	
Eukalyptus	2 Tropfen	Thymian weiß	2 Tropfen
Latschenkiefer	2 Tropfen	Myrte	3 Tropfen
Zitrone	2 Tropfen	Angelika	1 Tropfen

DUFTMISCHUNGEN FÜR DIE WEIHNACHTSZEIT

Cardamom, Clementine, Douglasfichte, Edeltanne, Grapefruit, Ingwer, Koriander, Mandarine, Nelke, Orange, Petit Grain, Tonka, Vanille, Weißtanne, Zimt.

Variante I		Variante III	
Zimt	2 Tropfen	Weißtanne	3 Tropfen
Cardamom	2 Tropfen	Koriander	2 Tropfen
Orange	5 Tropfen	Zimt	2 Tropfen
		Petit Grain	2 Tropfen

Variante II	
Tonka	2 Tropfen
Zimt	2 Tropfen
Mandarine	3 Tropfen
Orange	2 Tropfen

DUFTMISCHUNGEN UND ÄTHERISCHE ÖLE FÜR DAS KINDERZIMMER

Kinder lieben ätherische Öle wie Clementine, Grapefruit, Lavendel, Mandarine, Orange, Vanille, Zimt, Zitrone.

☞ Vorsicht! Minze kann bei kleinen Kindern in hohen Dosierungen zu Stimmritzenkrampf führen, deshalb nicht für Kinder unter sieben Jahren verwenden. Bitte bewahren Sie die ätherischen Öle immer kindersicher auf; verschiedene Hersteller bieten auch kindersichere Verschlüsse an. Die Mischungen sind, bis auf die Duftmischung »Geburtstagsfest«, für Raumgrößen bis zu 12 qm ausgelegt.

Kinderfrisch
Orangen   2 Tropfen
Clementine   3 Tropfen

Schlafmützchen
Kamille römisch 2 Tropfen
Lavendel   1 Tropfen
Clementine   2 Tropfen

Traumschiff
Zimt   1 Tropfen
Orange   4 Tropfen

Lernflüsterer
Lavendel   2 Tropfen
Grapefruit   3 Tropfen
Zitrone   1 Tropfen

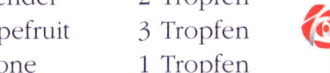

Schmusebärli
Vanille   2 Tropfen
Mandarine   3 Tropfen

Geburtstagsfest
Vanille   3 Tropfen
Clementine   3 Tropfen
Mandarine   5 Tropfen
Zimt   1 Tropfen

DUFTMISCHUNGEN UND ÄTHERISCHE ÖLE GEGEN AUFDRINGLICHE ESSENS- UND KÜCHENGERÜCHE

Eisenkraut, Douglasfichte, Lavendin, Lemongrass, Myrte, Pfefferminze, Weißtanne, Zirbelkiefer, Zitrone.
Die Mischungen beziehen sich auf Raumgrößen von 12 bis 15 qm.

Küchenfrisch
Douglasfichte   2 Tropfen
Weißtanne   3 Tropfen

Küchenklar
Myrte   3 Tropfen
Lemongrass   2 Tropfen

Küchenfee I
Lemongrass   3 Tropfen
Lavendin   2 Tropfen

Küchenfee II
Zirbelkiefer   2 Tropfen
Lemongrass   2 Tropfen

Cookies Air
Vanille   2 Tropfen
Orange   5 Tropfen

English Fresh
Pfefferminze   4 Tropfen
Zitrone   3 Tropfen

Wenn Sie in den Filter Ihrer Dunstabzugshaube 2 bis 3 Tropfen Lemongrass oder Zitrone (bitte kein biologisches Öl verwenden, der Rohstoff ist zu wertvoll, konventionelles genügt) geben, werden Sie überrascht sein, wie schnell die Küchendünste verfliegen.

In den Staubsaugerbeutel können Sie eine Salztablette (für die Spülmaschine) legen, die mit 5 bis 10 Tropfen Lemongrass oder Lavendin beträufelt ist - oder den Staubsaugerbeutel direkt beduften.

1 Eßlöffel Neutralseife mit 3 Tropfen Lavendin und 5 Tropfen Lemongrass im Putzwasser desinfiziert nicht nur Ihre Wohnung, sondern läßt sie zudem angenehm frisch riechen.

DUFTMISCHUNGEN UND ÄTHERISCHE ÖLE FÜR DEN HAUSFLUR

Bergamotte, Clementine, Edeltanne, Eisenkraut, Fichtennadel, Douglasfichte, Geranie, Grapefruit, Lavendel, Limette, Lemongrass, Muskatellersalbei, Myrte, Petit Grain, Pfefferminze, Riesentanne, Rosmarin, Wacholder, Weißtanne, Zirbelkiefer, Zitrone.

Flurreinigung

Lemongrass	3 Tropfen
Lavendin	1 Tropfen

Frischer Wind

Zirbelkiefer	3 Tropfen
Lemongrass	2 Tropfen

Freundlicher Eintritt

Ho-Blätter	3 Tropfen
Geranie	2 Tropfen
Zitrone	2 Tropfen

Wellcome

Zeder	2 Tropfen
Muskatellersalbei	1 Tropfen
Clementine	3 Tropfen

DUFTMISCHUNGEN FÜR DAS BAD

Aromabäder zur Erfrischung können wahre Wunder wirken, um morgens in die Gänge zu kommen, abends zu entspannen oder sich sinnlich inspirieren zu lassen.

Morgenbad		**Variante II**	
2 Eßl. Sahne und 2 Eßl Honig		Eisenkraut	3 Tropfen
zu einer Emulsion rühren mit:		Wacholder	3 Tropfen
Variante I			
Rosmarin	2 Tropfen		
Myrte	2 Tropfen		
Mandarine	2 Tropfen		

Wenn das Badewasser fast eingelaufen ist, wird die aromatisierte Emulsion dazugegeben. Die Aromabäder haben wegen ihrer rückfettenden Eigenschaften einen pflegenden Charakter.

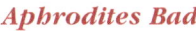

Abendbad

2 Eßl. Sahne und 2 Eßl. Honig (oder statt Honig 3 Eßl. Sahne) zu einer Emulsion rühren mit:

Antistreß- und Sinnlichkeitsbad

Sandelholz	3 Tropfen
Ylang-Ylang	2 Tropfen
Jasmin	1 Tropfen
Orangen	3 Tropfen

Aphrodites Bad

Rosenholz	2 Tropfen
Rosengeranie	2 Tropfen
Rose	1/2 Tropfen
Petit Grain	1-2 Tropfen

STÄRKENDE GESICHTSKOMPRESSEN

Heiße Gesichtskompressen entspannen und sind ideal vor wichtigen Besprechungen, Terminen oder Vorträgen. Geben Sie 2 Tropfen ätherisches Öl wie Geranie, Neroli, Rose oder Jasmin in eine Schüssel mit heißem Wasser, rühren gut um, tauchen ein Handtuch hinein, wringen es aus und legen das aromatische Handtuch auf das Gesicht. Die Nase muß frei bleiben, aber zur Verstärkung können Sie 1 Tropfen ätherisches Öl direkt auf das Handtuch unterhalb der Nase träufeln. Sie werden überrascht sein, wie wohltuend und entspannend eine aromatische Kompresse ist.

DUFTMISCHUNGEN UND ÄTHERISCHE ÖLE FÜR DIE SAUNA UND DEN FITNESSBEREICH

Bergamotte, Clementine, Edeltanne, Eisenkraut, Eukalyptus, Fichtennadel, Douglasfichte, Grapefruit, Limette, Lärche, Lemongrass, Myrte, Petit Grain, Pfefferminze, Riesentanne, Rosmarin, Wacholder, Weißtanne, Zirbelkiefer, Zitrone.

Sauna-Variante I		*Sauna-Variante II*	
Fichtennadel	7 Tropfen	Zirbelkiefer	5 Tropfen
Weißtanne	5 Tropfen	Myrte	7 Tropfen
Pfefferminze	3 Tropfen	Douglasfichte	5 Tropfen
Eukalyptus	3 Tropfen	Wacholder	5 Tropfen
Grapefruit	12 Tropfen	Zitrone	10 Tropfen

Träufeln Sie zwischen 3 bis 5 Tropfen der Mischung in die Kelle für das Aufgußwasser. Beginnen Sie erst mit der kleinsten Dosierung und steigern dann langsam. Der Entgiftungs- und Entschlackungsprozeß des Körpers wird durch die ätherischen Öle unterstützt.

Vorsicht! Niemals die ätherischen Öle pur auf die aufgeheizten Saunasteine träufeln, es besteht Explosionsgefahr. Bitte immer in Wasser verdünnen.

DUFTMISCHUNGEN UND ÄTHERISCHE ÖLE IN HOBBY- UND ARBEITSRÄUMEN

Bergamotte, Clementine, Edeltanne, Eisenkraut, Fichtennadel, Douglasfichte, Grapefruit, Limette, Lemongrass, Myrte, Petit Grain, Pfefferminze, Riesentanne, Rosmarin, Wacholder, Weißtanne, Zirbelkiefer, Zitrone. Dazu einige blumige und warme, holzige Noten zur Kreativitätssteigerung: Geranie, Ho-Blätter, Jasmin, Lavendel, Muskatellersalbei, Rosenholz, Zeder.

Kreative-Balance		**Kreativmischung**	
Ho-Blätter	3 Tropfen	Riesentanne	2 Tropfen
Geranie	3 Tropfen	Weißtanne	3 Tropfen
Orange	3 Tropfen	Zitrone	4 Tropfen

DUFTMISCHUNGEN UND ÄTHERISCHE ÖLE FÜR BÜRO-, TAGUNGS- UND VERKAUFSRÄUME

Angelika, Basilikum, Bergamotte, Clementine, Douglasfichte, Edeltanne, Eisenkraut, Fichtennadel, Grapefruit, Ho-Blätter, Koriander, Lemongrass, Lavendin, Litsea, Neroli, Orange, Petit Grain, Pfefferminze, Riesentanne, Rose, Rosmarin, Wacholder, Weißtanne, Zeder, Zirbelkiefer, Zitrone, Zypresse.

Mit folgenden Duftmischungen wird die Arbeitsatmosphäre verbessert, Streß reduziert, Konzentration und Leistungsfähigkeit gesteigert und ein entspanntes Betriebsklima gefördert.

In den angegebenen Dosierungen sind die Mischungen in einem Umkreis von 12 bis 15 m zu riechen, je nach Luftzug und Luftbewegung der Duftfelder.

Guten Morgen		**Konzentration II**	
Eisenkraut	3 Tropfen	Wacholder	3 Tropfen
Wacholder	2 Tropfen	Rosmarin	2 Tropfen
Lemongrass	2 Tropfen		

Wake up

Waldrausch		Weißtanne	3 Tropfen
Douglasfichte	3 Tropfen	Wacholder	3 Tropfen
Weißtanne	2 Tropfen	Grapefruit	4 Tropfen
Grapefruit	3 Tropfen		

Activity

Konzentration I		Basilikum	2 Tropfen
Basilikum	3 Tropfen	Bergamotte	3 Tropfen
Zitrone	4 Tropfen	Zitronen	3 Tropfen

Fruchtmint		**Connected**	
Pfefferminze	3 Tropfen	Zeder	3 Tropfen
Limette	2 Tropfen	Koriander	2 Tropfen
Zitrone	4 Tropfen	Neroli	1-2 Tropfen

DUFTMISCHUNGEN UND ÄTHERISCHE ÖLE FÜR KONFERENZ-, SEMINAR- UND HOTELRÄUME

Der richtige Duft zur entsprechenden Tageszeit und Aufgabenstellung kann Spannungen und Streß abbauen, die Kreativität steigern, Konzentration und Leistung fördern und die Motivation erhöhen.
Die Mischungen sind für Raumgrößen von ca. 40 bis 50 qm ausgelegt.

Basilikum, Bergamotte, Clementine, Douglasfichte, Eisenkraut, Eukalyptus, Fichtennadel, Geranie, Grapefruit, Ho-Blätter, Koriander, Lemongrass, Litsea, Melisse, Minze, Neroli, Orange, Petit Grain, Riesentanne, Rose, Rosmarin, Wacholder, Weißtanne, Zeder, Zirbelkiefer, Zitrone, Zypresse.

Konferenzmischung		**Nachmittags-Knick**	
erfrischend, belebend		Ho-Blätter	7 Tropfen
Weißtanne	7 Tropfen	Rose	1 Tropfen
Douglasfichte	7 Tropfen	Geranie	3 Tropfen
Grapefruit	7 Tropfen	Bergamotte	5 Tropfen

Kreativschub		**Motivation**	
Muskatellersalbei	3 Tropfen	Zeder	5 Tropfen
Basilikum	7 Tropfen	Lavendel	3 Tropfen
Jasmin	2 Tropfen	Muskatellersalbei 3 Tropfen	
Grapefruit	10 Tropfen	Rose	1/2 Tropfen
		(kann auch mit 2 Tropfen	
		Geranie ersetzt werden)	
		Petit Grain	5 Tropfen

Konferenzmischung		**Hot Line**	
(ausgleichend)		Koriander	3 Tropfen
Zeder	7 Tropfen	Rosmarin	5 Tropfen
Geranie	7 Tropfen	Wacholder	8 Tropfen
Neroli	1-2 Tropfen	Lemongrass	5 Tropfen

Duftmischungen für den Hotel-Empfang

Mit der richtigen Duftmischung in der Empfangshalle schaffen Sie für Ihre Gäste eine Atmosphäre der Entspannung und des sich Wohlfühlens. Der besondere und innovative Service Ihres Hauses könnte vielleicht auch eine Duftlampe in jedem Gästezimmer sein. In einigen Hotels wird dies schon mit Erfolg praktiziert.

Gastfreundschaft		**Freundliches Entree**	
Zeder	4 Tropfen	Ho-Blätter	5 Tropfen
Geranie	5 Tropfen	Lavendel	3 Tropfen
Clementine	5 Tropfen	Geranie	4 Tropfen
		Grapefruit	5 Tropfen

Herzlich Willkommen		**Gern Gesehen**	
Weißtanne	4 Tropfen	Koriander	4 Tropfen
Riesentanne	3 Tropfen	Muskatellersalbei	4 Tropfen
Lemongrass	4 Tropfen	Petit Grain	5 Tropfen

Duftmischungen für die Arztpraxis, Warte- und Krankenzimmer

Ohne Angst		**Easy**	
Zeder	3 Tropfen	Douglasfichte	4 Tropfen
Zirbelkiefer	2 Tropfen	Weißtanne	2 Tropfen
Myrte	2 Tropfen	Grapefruit	5 Tropfen
Clementine	2 Tropfen		

Fresh		**Geduldiger Patient**	
Weißtanne	4 Tropfen	Ho-Blätter	3 Tropfen
Riesentanne	3 Tropfen	Geranie	2 Tropfen
Orange	5 Tropfen	Lavendel	2 Tropfen

DUFTMISCHUNGEN UND ÄTHERISCHE ÖLE FÜR DIE REISE

Angelika, Basilikum, Bergamotte, Clementine, Douglasfichte, Eisenkraut, Eukalyptus, Fichtennadel, Grapefruit, Lemongrass, Litsea, Melisse, Muskatellersalbei, Neroli, Orange, Petit Grain, Pfefferminze, Riesentanne, Rose, Rosmarin, Wacholder, Weißtanne, Zeder, Zirbelkiefer, Zitrone, Zypresse.

Die Mischungen sind für Duftlampen und Duftsteine für eine Raumgröße von 12 bis 15 qm zusammengestellt; in kleineren Innenräumen wie im Zelt, Wohnmobil, Auto oder Zug sollten die Mischungen auf zwei Drittel der angegebenen Tropfenmenge reduziert und auf eine offene Flamme (Teelicht) verzichtet werden.

Schutzmischung		**Stärkungsmischung**	
Zeder	3 Tropfen	Riesentanne	3 Tropfen
Angelika	2 Tropfen	Zeder	2 Tropfen
Clementine	3 Tropfen	Lemongrass	3 Tropfen

Wohlfühlmischung		**Hilfe in Not**	
Wacholder	2 Tropfen	Zeder	2 Tropfen
Weißtanne	3 Tropfen	Angelika	1 Tropfen
Grapefruit	3 Tropfen	Neroli	2 Tropfen

Bei Reisefieber und Reisekrankheit helfen 1 bis 2 Tropfen Angelika, Pfefferminze oder Muskatellersalbei auf ein Taschentuch oder Vlies geträufelt.

Bei Schock helfen Neroli, Pfefferminze oder Lavendel auf ein Taschentuch oder Vlies geträufelt.

GROSSRAUMBEDUFTUNG

Mit Beduftungsgeräten, speziell für die Großraumbeduftung konzipiert, lassen sich auch große Konferenzräume, Hallen und lange Gänge intervallweise beduften.

Die Geräte funktionieren nach einem ähnlichen Prinzip wie die Diffuseure, sind aber entsprechend isoliert und daher geräuscharm. Raumtemperatur, Luftfeuchtigkeit und Umluftfrequenz spielen eine große Rolle bei der Großraumbeduftung. In der Regel rechnet man nach Erfahrungswerten, daß ca. 4 bis 5 ml ätherisches Öl in einer Betriebsstunde feinvernebelt werden. Auch bei dieser Art der Beduftung ist von einer Daueranwendung abzusehen, denn ein Zuviel kann zur Belästigung ausarten.

Einige Herstellerfirmen bieten die Geräte bereits mit verschiedenen Duftmischungen in den entsprechenden Abpackgrößen an. Möchten Sie gerne selbst Ihre eigene Dufterkennungsmelodie gestalten, eignen sich folgende ätherische Öle und Raumduftmischungen: Basilikum, Bergamotte, Clementine, Douglasfichte, Edeltanne, Eisenkraut, Eukalyptus, Fichtennadel, Geranie, Grapefruit, Ho-Blätter, Koriander, Latsche, Lavendel, Lemongrass, Litsea, Melisse, Myrte, Neroli, Orange, Petit Grain, Pfefferminze, Riesentanne, Rose, Rosmarin, Wacholder, Weißtanne, Zeder, Zirbelkiefer, Zitrone, Zypresse.

Waldduft		*Sommerliche Heiterkeit*	
Riesentanne	2 ml	Ho -Blätter	3 ml
Wacholder	3 ml	Geranie	1 ml
Koriander	1 ml	Neroli	2 ml
Zirbelkiefer	2 ml	Petit Grain	4 ml
Petit Grain	1 ml		
Blutorange	1 ml		

Zitrusfrisch		**Tatkraft**	
Orange	5 ml	Rosmarin	3 ml
Clementine	2 ml	Wacholder	3 ml
Lemongrass	2 ml	Myrte	2 ml
Zitrone	1 ml	Clementine	2 ml

RAUMSPRAYS

Raumsprays haben eine belebende Wirkung auf Ihre Lebensräume und können jederzeit griffbereit eingesetzt werden. Je nach Wirkungsrichtung können Sie die Atmosphäre Ihrer Umgebung gezielt mit diesen Raumspraymischungen regenerierend, harmonisierend, belebend oder sinnlich stimulierend beeinflussen.

Raumluftsprays sind wertvolle Begleiter auf Reisen, in trockenen, unbelebten, anonymen Räumen, vor dem Bildschirm am Computer, beim Fernsehen, bei belästigendem Zigarettenrauch. Überall da, wo Duftlampen, Aerosolgeräte und Raumbeduftungsgeräte nicht einsetzbar sind oder es zu lange dauern würde sie zu verwenden, können Raumsprays eingesetzt werden.

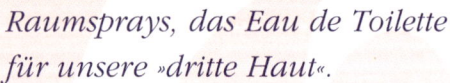

Raumsprays, das Eau de Toilette
für unsere »dritte Haut«.

Die Herstellung von Raumsprays:
Man benötigt eine Glasflasche mit Sprühkopf für 50 oder 100 ml Gesamtinhalt, oder eine Sprühflasche mit 500 ml Volumen, die normalerweise zum Besprühen von Zimmerpflanzen verwendet werden.
Alkohol, destilliertes Wasser, Hydrolate und ätherische Öle

sind die Ingredienzen zur Herstellung von Raumsprays.

Alle ätherischen Öle, die in den Duft-monografien beschrieben sind, können verwendet werden. Zusätzlich eignen sich besonders zwei Öle, die natürliche Fixateure darstellen und sich durch besondere Anbindungsei-genschaften auszeichnen. Sie ver-knüpfen und verbinden die Einzel-komponenten der ätherischen Öle be-sonders ausgewogen. Dies sind die Harze des Styrax (Liquidamber orien-talis, dieser Baum wird auch Amber-baum genannt) und Elemi (gehört zur Familie der Balsambaumgewächse).

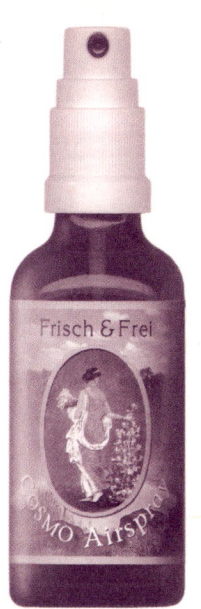

Eine Raumbeduftung mit Rose, zum Beispiel, können Sie mit nur 50 ml Rosenhydrolat in einer Flasche mit Sprühkopf ge-füllt, vornehmen. Soll diese Mischung etwas länger fixiert blei-ben ist es ratsam, 1 - 2 Tropfen Elemi in 1 ml Alkohol zu lösen und mit dem Rosenhydrolat zu verschüttelen. Fertig ist das Raumspray.

Raumspray *Air-fresh*

(50 ml Sprühflasche)
In 3 ml Alkohol werden

Styrax	1 Tropfen
Rosmarin	8 Tropfen
Eisenkraut	12 Tropfen

vermischt und mit 45 ml destilliertem Wasser oder Rosmarin-hydrolat verdünnt; das Hydrolat kann auch zur Hälfte mit de-stilliertem Wasser ergänzt werden.

Vor dem Gebrauch sollten diese Raumsprays geschüttelt werden, so daß sich die abgesetzten ätherische Öle wieder verbinden.

Bevorzugen Sie klare, transparent aussehende Raumsprays, so gelingt dies, wenn Sie die ätherischen Öle nur in reinem Alkohol lösen und keine Hydrolate und Wasser dazugeben. Die Alkohollösung muß auch nicht geschüttelt werden. Sind Ihnen die Inhaltstoffe wichtiger, dann verwenden Sie besser die aromatischen Pflanzenwässer, die sogenannten Hydrolate.

Für eine große Sprühflasche mit 500 ml verwendet man bis zu 20 ml Alkohol und emulgiert darin

Styrax	3 Tropfen
Rosmarin	24 Tropfen
Eisenkraut	36 Tropfen

Mit 480 ml destilliertem Wasser, oder mit 100 ml Rosmarinhydrolat und 380 ml destilliertem Wasser verdünnen.

Raumspray *Waldfrucht*

(50 ml Sprühflasche)
In 3 ml Alkohol werden

Styrax	3 Tropfen
Koriander	2 Tropfen
Weißtanne	8 Tropfen
Myrte (Anden)	5 Tropfen
Bergamotte	10 Tropfen

emulgiert und mit 45 ml destilliertem Wasser verdünnt. Statt Wasser kann Orangenblütenhydrolat oder Zypressenhydrolat verwendet werden.

Raumspray *Brise des Südens*

(50 ml Sprühflasche)
In 3 ml Alkohol werden

Elemi	3 Tropfen
Neroli	5 Tropfen
Bitterorange	3 Tropfen
Petit Grain	10 Tropfen

emulgiert und mit 45 ml destilliertem Wasser verdünnt. Statt Wasser kann Orangenblütenhydrolat oder Hamamelishydrolat verwendet werden.

REISESPRAYS

Der Übergang vom Raumspray zum Erfrischungs- oder Deo-spray ist mit der kleinen Srayflasche in der Tasche fliessend. Sie sind ideal für Auto, Büro, Camping und die richtige At-mosphäre an jedem Platz.

Reisespray *Fresh-Mint*
(10 ml Sprühflasche)
In 0.5 ml Alkohol werden
Pfefferminte   3 Tropfen
Orange   5-7 Tropfen
emulgiert und mit 9.5 ml Orangenblütenhydrolat verdünnt.

Reisespray *No more smoke*
(10 ml Sprühflasche)
In 0.5 ml Alkohol werden
Elemi   1 Tropfen
Zirbelkiefer   3 Tropfen
Riesentanne   4 Tropfen
Meerkiefer   2 Tropfen
Myrte   3 Tropfen
emulgiert und mit 9.5 ml destilliertem Wasser verdünnt. Statt Wasser kann Rosmarinhydrolat, Orangenblütenhydrolat oder Hamamelishydrolat verwendet werden.

Reisespray *Morgentau*
(10 ml Sprühflasche)
In 0.5 ml Alkohol werden
Styrax   1 Tropfen
Weißtanne   3 Tropfen
Riesentanne   3 Tropfen
Douglasfichte   3 Tropfen
Bergamotte   3-5 Tropfen
emulgiert und mit 9.5 ml destilliertem Wasser verdünnt. Statt Wasser kann Orangenblütenhydrolat, Rosenhydrolat oder Ha-mamelishydrolat verwendet werden.

Räuchermischungen

Sie können sich selbst eine Räuchermischung zusammenstellen aus: getrocknetem Salbei, Wacholderbeeren, Rosmarin, Zedernspitzen, Harztränen von Nadelbäumen und getrockneten Kräutern. Geben Sie das gesammelte Material in Stoffsäckchen und mischen Sie Ihre Mixtur. Manche Firmen bieten diverse Räucherwerke, Smoked bundels oder Sweetgrasszöpfe an, die man direkt auf die Kohle gibt. Nach dem Räuchern empfiehlt es sich die Räume kräftig zu lüften.

Die Hersteller von ätherischen Ölen (siehe Herstellerhinweise) führen meistens auch Räucherwerk, das Sie daher auch in Duftläden, Aphotheken, Naturkostläden oder Reformhäusern kaufen können.

Kyphi

Kyphi ist eine beruhigende, ausgleichende und desinfizierende Mischung. Es ist eines der ältesten Räucherwerke aus Ägypten, das unter anderem aus Harzen, Cardamom, getrockneten Weintrauben, Kalmus und aus 16 verschiedenen anderen Ingredenzien besteht.

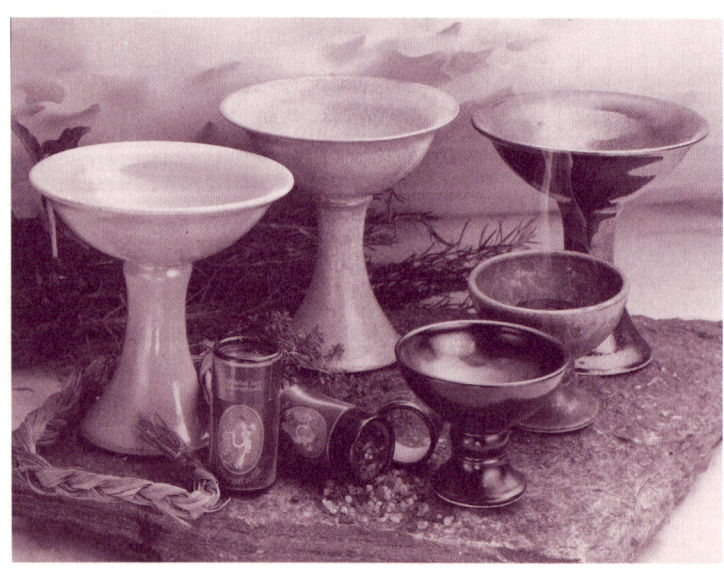

DANKSAGUNG

An dieser Stelle möchte ich meinen lieben Freunden und Kollegen danken, die weltweit, duftende vernetzende Fäden ziehen und Bausteine für die Entwicklung der Aromakultur legen.

Mein Dank gilt auch dem Institut Forum Essenzia für seine wertvollen Aromakulturbeiträge und Dr. Erwin Häringer für die kreativen Kommentare zu dem Geschichtsteil des vorliegenden Buches. Ein besonderer Dank gilt Thomas Kettenring, der mir die Aufgabe stellte dieses Buch zu schreiben und mich in interessanter Weise forderte.

Bedanken möchte ich mich auch bei Prof. Dr. Hanns Hatt für das Überlassen persönlicher Unterlagen und die inspirierenden Gespräche über einen unserer spannendsten der fünf Sinne, den Riechsinn.

Es war wieder einmal eine besondere Freude mit Markus Kuhn zusammen zu arbeiten, der mit seinem Team für den ästhetischen Teil dieses Buches verantwortlich ist. Zum weiteren Gelingen trugen die Lektorin Andrea Vath und Roland Gillmayers humorvolle Unterstützung bei.

Ihnen, liebe Leser, wünsche ich viel Freude an der Entdeckung der ätherischen Öle – und wünsche Ihnen vor allem Gesundheit und «gute Stimmung» in Ihren Wohn- und Arbeitsräumen. Auch die positiven Feedbacks der Leser ermöglichten eine verbesserte 2. Auflage.

8
Anhang

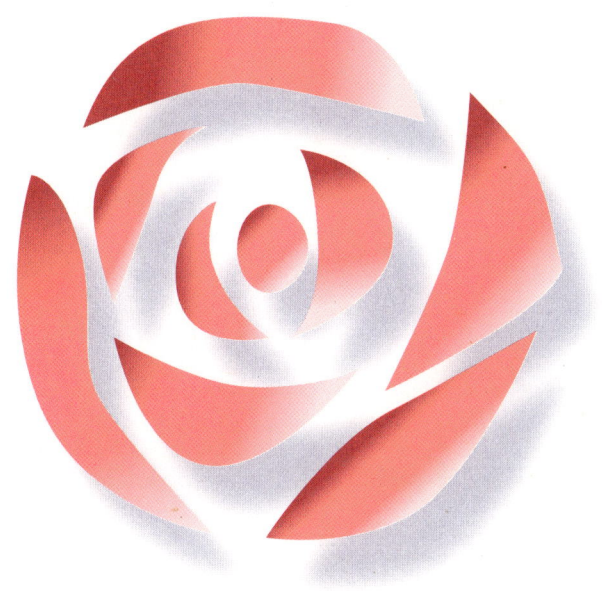

VERZEICHNIS DER DUFTMISCHUNGEN

Die Mischungen nach Wirkungen:

Die Mischungen nach Anwendungsgebieten:

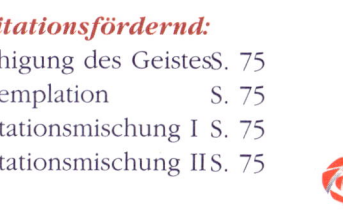

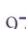

Literaturverzeichnis

Andres, Inge, Die ganzheitliche Duftberatung, Falken- Verlag GmbH,
Niedernhausen, 1995

Büchli, Heinz, Die neue Aromatherapie (Schwerpunkt Biochemie), unveröffentlichtes Manuskript, Unterrichtsunterlagen 1993

Classen, Constance, Words of Sense, exploring the senses in history and across cultures, Routledge, New York 1993

FORUM ESSENZIA: Sonderheft No 10
Erstes Deutsches Symposium für Aromatherapie, Aromapflege und Aromakultur, FORUM ESSENZIA e.V., München 1996

Gattefossée, René-Maurice, Aromatherapie. In: Tisserand, Robert (Hrsg.),
Der Klassiker der Aromatherapie, AT Verlag, Aarau/Schweiz 1994

Hatt, Hanns, Physiologie des Riechens und Schmeckens. In: Maelicke, Alfred
(Hrsg.), Vom Reiz der Sinne, VCH Verlagsgesellschaft, Weinheim 1990,
S. 93 - 125

Henglein, Martin, Die heilende Kraft der Wohlgerüche und Essenzen, Gustav
Lübbe Verlag GmbH, Bergisch Gladbach 1990

Jellinek, Paul/Jellinek Stephan J. (Hrsg.), Die psychologischen Grundlagen
der Parfümerie, 4. stark erweiterte Auflage, Hüthig Buch Verlag,
Heidelberg 1994

Jermann, Iris, Immer der Nase nach. Ein Handbuch für die Verwendung
ätherischer Öle in Familie, Kindergarten und Schule, Someo Verlag,
Kaufbeuren 1994

Kinadeter, Harald/Möhring, Wolfgang/Poppe, Thomas, Bausteine für ein positives Mikroklima. Gesund wohnen und leben im biologischen Kraftfeld,
Delphin Verlag GmbH, München 1988

Knoblich, Hans/Schubert, Bernd, Marketing mit Duftstoffen, Oldenbourg
Verlag GmbH, München 1993

Kübler, Sabine, Blatt für Blatt die Rose, Katalog des Rosenmuseums, Steinfurth 1992

Lake, Max, Scents and Sensuality. The Essenz of Exitement, John Murray
Publishers Ltd., London 1989

Lavabre, Marcel, Mit Düften heilen, Bauer Verlag, Freiburg im Breisgau 1992

Martinez, D./Lohs, K./Janzen, J., Weihrauch und Myrrhe, Kulturgeschichte
und wirtschaftliche Bedeutung - Chemie - Medizin, Akademie Verlag,
Berlin 1989

Maury, Marguerit, Die Geheimnisse der Aromatherapie, Wohlgerüche für Gesundheit und Kraft, Vitalität, Jugend und Schönheit. Erfahrungen einer
Pionierin des »Heilens mit Düften«, Windpferd Verlagsgesellschaft mbH,
Aitrang 1990

Ohloff, Günther, Irdische Düfte - himmlische Lust. Kulturgeschichte der
Duftstoffe, Birkhäuser Verlag, Basel 1992

Tisserand, Robert, Aroma-Therapie, Heilung durch Duftstoffe, Verlag Hermann Bauer KG, Freiburg, 1980

Trott-Tschepe, Jürgen, Mensch und Duft im Elementen-Kreis,
Verlag Grundlagen und Praxis, Leer 1993

Valnet, Jean, Aromatherapie, Gesundheit und Wohlbefinden durch pflanzli-
che Essenzen, Wilhelm Heyne Verlag, München, 1986
van Toller, Steve/Dodd, George H., Perfumery. The psychology and biology
of fragrance, Chapman and Hall Ltd., London 1988
Wabner, Dietrich, Duft des Herzens – Rosenöl, Schriftenreihe Rosenmuseum
Steinfurth, Steinfurth 1993
Werner, Monika, Ätherische Öle. Ratgeber, Gräfe und Unzer GmbH,
München 1993
Weyh, Helmut/Krause, Patrick, Kreativität. Ein Spielbuch für Manager, Econ
Verlag GmbH, Düsseldorf 1992
Wollner, Fred, Naturparfümführer. Das richtige Mischen von reinen ätheri-
schen Ölen, Eigenverlag, Kempten 1994
Worwood, Valerie Ann, Liebesdüfte, Goldmann Verlag, München 1990
Zehentbauer, Josef, Körpereigene Drogen. Die ungenutzten Fähigkeiten
unseres Gehirns, Artemis & Winkler Verlag, München 1992

Verzeichnis der Adressen

Hersteller und Vertrieb von Duftlichtobjekten, Duftleuchten, Großraumbeduftungsgeräten und Duftmischungen:

Aromata International
Am Fichtenholz 5
87477 Sulzberg

Heuschrecke
Krefelderstr. 18
50670 Köln

La Balance
Andres & Co GmbH
Bachstr. 3
88299 Leutkirch

Einige Hersteller ätherischer Öle mit bester Qualität:

Primavera Life
Vertrieb und Export von ätherischen Ölen und Kosmetik GmbH
Am Fichtenholz 5
87477 Sulzberg

Tautropfen
Poststr. 10
83132 Rittenhardt

Vertrieb von Duftleuchten, ätherischen Ölen und Duftmischungen:

Biogarten
Postfach 1012
40710 Hilden

Neuland GmbH
Kommunikationssysteme
Am Kreuzacker 7
36124 Eichenzell

Claus
Reformwarenvertrieb GmbH
Kiefernstraße
76532 Baden Baden 24

Vertrieb Schweiz:

Buchhandlung Dessauer
Räffelstr. 32
CH-8036 Zürich

PHAG Sarl
BP 530
CH-1196 Gland

Vertrieb Österreich:

Naturgarten
Primavera Life
Seminare + Vertrieb von
ätherischen Ölen
A-8462 Gamlitz 254

***Innovativer Einsatz
ätherischer Öle für die
Raumbeduftung:***

Ayurveda-Klinik Kassel
Ganzheitliche Klinik
Werner Wilhelm Wicker KG
Wiganstr. 1
34131 Kassel-Wilhelmshöhe

Badehaus Masserberg
Künstlerische Beratung und
Duftinstallationen: Michael G. Peter
Kurhausstr. 8
98666 Masserberg/Thüringen

Bodymed
Dr. Marie Walle
Kaiserstr. 67
66424 Homburg

Das Ergonomie-Studio
Yvonne M. Hagemeister
Kaiserpassage 11
72764 Reutlingen

Das Kreative Haus
Seminar- und Konferenzzentrum
GmbH
Helmut Weyh
Postfach 12 70
27723 Worpswede

Deister-Forum
Dorothea zum Eschenhoff
Deisterstr. 24
30966 Hemmingen

Duft und Wärme
Olaf und Ingrid Reichard
Hafenbad 14
89073 Ulm

Erlebnisbad Schwabentherme
Ebisweilerstr. 5
88326 Aulendorf

Gästehaus Krennleiten
Club »Die duftende Gastgebrin«
Sabine Kruis
Krennstr. 9
83471 Schönau a. Königssee

Gesundheitsshop
Friedrich Fleischmann
Mühltalstr. 1
83703 Dürnbach

Gesundheitsquell
Susanne und Robert Krauss
Passauerstr. 39a
94086 Bad Griesbach

Gesundheitszentrum Mering
Meringerzeller Str. 30
86415 Mering
Golfhotel Maximilian

Ayurveda-Vitaltherapie und
physikalische Therapie
Kurallee 1
94086 Bad Griesbach

Haute Coiffeure Etoile
»Aromaclub«
Christine Oelke-Kubus
Maybachstr. 18
25980 Westerland/Sylt

Hotel Bleibtreu
Duftgestaltung:
Atelier Herbert J. Weinand
Bleibtreustr. 31
10707 Berlin

Hotel Hubertus
Fam. Traubl
Haus 4 2/3
87538 Balderschwang

Hotel Hubertus
Doris Mühlbauer
Münchener Str. 7
85757 Karlsfeld

Hotel Villino
Aromaküche und Verwöhnwochen
Reiner und Sonja Fischer
Hoyerberg 34
88131 Lindau

Interlübke Möbelwerk
Hubert Möller
Ringstr. 145
33378 Rheda-Wiedenbrück

Kreiskrankenhaus Fürstenfeldbruck
Dachauerstr. 33
82256 Fürstenfeldbruck

Kur- und Sporthotel
Traube-Tonbach Vital Resort
Tonbachstr. 237
72270 Beiersbronn
Kurhaus Schratt

Aromaküche und Schnitzerkost
Aromaverwöhnprogramm
Gerlinde Schratt
Sägmühle 19
87534 Oberstaufen

Kurhotel Kreutzer
Bastian Kreutzer
Fidel-Kreuzer-Str. 1a
86825 Bad Wörishofen

La Creativa
Gudrun Rothe
Am Gassenkopf 29
64686 Beedenkirchen/Lautertal

Landhotel Kreativzentrum
Schindlerhof
Herr Kobjol
Steinacher Straße 6 - 8
90427 Nürnberg

Schönheitsfarm Villa Melanie
Peter Duethorn
Jägerstr. 17
83707 Bad Wiessee

Städt. Krankenhaus München-
Neuperlach
Oskar-Maria-Graf-Ring 57
81737 München

Strobel-Klinik
für ästhetische und
ganzheitliche Zahnmedizin
Kaiserstr. 16
90403 Nürnberg

Yogaschule
Lisbeth Motteler
Raistinger Str. 62
71083 Herrenberg

Österreich:

Agathenhof, das ganzheitliche
Ferienparadies
W. und I. Fischbach
A-9322 Micheldorf Friesbach

Golfhotel Dellach
Frau Geissler
A-9082 Marienwörth

Hotel Schloß Pichlarn
Ayurveda-Gesundheitszentrum
Dr. Hans Schäffler
A-8952 Irding/Steiermark

Kristall-Welten
c/o D. Swarowski Corp.
A-6112 Wattens
(Dauerausstellung
Konzeption: André Heller)

Kurhotel Vollererhof
Fam. Eberlein-Scheck
A-5412 Puch-Thurnberg

Schweiz:

Baubiologische Beratung und
ätherische Öle
Heinz und Barbara Kälin
Hauptstr. 67/Postfach 213
CH-8840 Einsiedeln

Crameri
Peter und Nelly Ineichen
Kramgasse 76,
CH-3011 Bern

Cristallo
Christa Gertsch
Gujerstr. 1
CH-8050 Zürich-Oerlikon

Dr. Bernardo Bienek
Ganzheitliche Beratung
und Schulung
Sihlfeldstr. 58, CH-Zürich

Heim-Trends
Corinna und Hans Rudi Gujer
Nordstr. 280, CH-8037 Zürich

Hans Tell
Willy Küttel
CH-6365 Kehrsiten

Lavande du Soleil
Margrit Enz-Toberer
Im Trichtisal 4
CH-8053 Zürich-Witikon

Institutionen:

Forum Essenzia e. V.
Mäuselweg 29
81375 München
Gemeinnütziger Verein zur Förde-
rung, Schutz und Verbreitung der
Aromatherapie, Aromapflege und
Aromakultur; mit angeschlossenem
Studienkreis und Arbeitskreisen,
Organisator des 1. Deutschen Duft-
Symposium, in Zusammenarbeit mit
dem botanischen Garten München

Rosenmuseum Steinfurth
Alte Schulstr. 1
61231 Bad Nauheim/Steinfurth
Dauerausstellung, Fachbibliothek,
Videofilme und Seminare
Direktorin Sabine Kübler

Maria Kettenring
Die Aromaküche

Gesund und phantasievoll kochen mit ätherischen Würz-Ölen

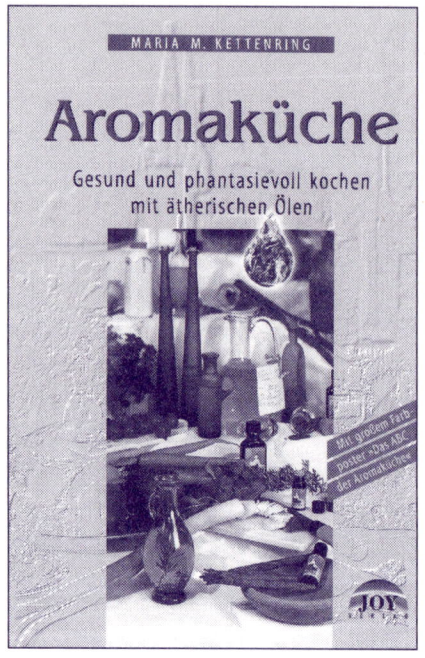

DM 29,80   SFr 29,80   ÖS 240,—
200 Seiten, Broschur, ISBN 3-928554-04-2

Maria Kettenring, die Pionierin der Aromaküche, hat ihre langjährige Erfahrung im Umgang mit den ätherischen Ölen in der Küche zusammengefaßt. Mit diesem Buch entstand eine völlig überarbeitete Neuauflage ihres gefragten und seit Jahren vergriffenen Aromakochbuches »Paradies Aromaküche«. Über 100 Rezepte, mit vielen Tips, praktischen Anleitungen und hilfreichen Informationen über ätherische Öle.